あなたは論文の結果を鵜呑みにしていませんか？

歯科衛生士のための

# 臨床歯周病学のエビデンス活用BOOK

著
関野 愉

クインテッセンス出版株式会社　2017
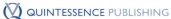
Berlin, Barcelona, Chicago, Istanbul, London, Milan, Moscow, New Delhi, Paris, Prague, São Paulo, Seoul, Singapore, Tokyo, Warsaw

# はじめに
## ──脱・事務的思考──

　本書は、クインテッセンス出版で発行している月刊『歯科衛生士』における2014年度連載「誰もが参加できる！　グローバルスタンダードのDH誌上大学院セミナー」に修正と加筆をしたものです。連載時のタイトルを考えた時に、筆者が思いついたのは、「大学院セミナー」という言葉でした。

　なぜ「大学院」という言葉を使ったかというと、いわゆるアンダーグラデュエイト（卒業前）とポストグラデュエイト（卒業後）で、勉強のアプローチがまったく違うと感じているからです。日本では、義務教育の頃から教科書に書いてあることが絶対的に正しく、教科書に書いてあることにどれだけ近いかで成績が決まるようなところがあります。したがって、勉強内容は教科書どおり。極端にいうと、優等生と言われるのは、教科書の内容を再現できる能力がある学生だと思います。多くの歯科衛生士学校でもそれは同じで、最終目標が国家試験なので、国家試験に受かるために教科書的なことを詰め込むような勉強法がほとんどだったのではないでしょうか。これはある意味「事務的な思考」であって、アンダーグラデュエイトではそれで良いのですが、ポストグラデュエイトでは、特に歯科学においては、むしろそうあるべきでないと思っています。事務的な思考は、単に書いてあるとおりに決まったことをするだけ、ということなので、悪い言い方をすると「思考停止」と同じなのです。事務的な思考ばかり身についている人は、どうしても教科書的な「答え」を見つけ出そうとしてしまいます。「誰々先生が言っていたから」「決まりだから」「ガイドラインに書いてあるから」ということを自分の意見の拠り所とします。しかし、ポストグラデュエイトであるべき考え方は、それらのことはもちろん、学術論文でさえも科学的な根拠があるのかどうか疑ってかかり、批判的に考えることです。また、試験問題で出るように、yesかnoかでは答えられる話ばかりでないということも、理解しておかなければいけません。

　情報が散乱する現在、考え方がしっかりしていないと、どの情報が正しいか適切な判断ができないかもしれません。たとえば、本書で書かれていることと違うことを主張する学者や臨床家もいるでしょう。その時、特に臨床において、目の前にいる患者さんに、どう対応すべきかを視野にいれながら、事務的ではなく、論理的な考え方に基づいて適切な判断ができるようなることが必要です。

　本書のねらいは、日常の臨床で行われている歯科衛生士業務に関するトピックの学術的な背景を学びながら、論理的な考え方ができるようになることです。その考え方に基づいて学会、勉強会、職場等でディスカッションができるようになれば、歯科衛生士業務もさらに楽しくなることでしょう。

関野 愉

# Contents

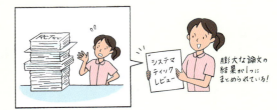

本書で皆さんと学びたいこと .................................................................................................. 7

## Part 1
## 「エビデンス」を理解するために知っておきたいこと ......... 9

ポイント1　文献を読むうえでおさえておきたい知識 ............................................ 10
ポイント2　文献を自分で検索する方法 ........................................................................ 14

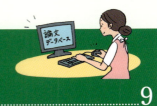

## Part 2
## 歯科衛生士なら必読！
## 歯周治療に関するエビデンス集 ........................................ 17

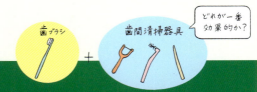

エビデンス1　「歯周病の原因はプラーク」 これはどのように証明されたか？ ................ 18
エビデンス2　なぜBOPは歯周病の診査の指標といえるのか？ ................................ 24
エビデンス3　適切なプロービング圧とは何Nなのか？ ................................................ 31
エビデンス4　なぜ歯周治療ではブラッシング指導が重要なのか？ ........................ 38
エビデンス5　もっとも効果的なブラッシング法は何か？ ............................................ 44
エビデンス6　電動歯ブラシはどのくらい効果的なのか？ ............................................ 52
エビデンス7　歯間部の清掃でもっとも効果的な方法はどれか？ ............................ 59
エビデンス8　化学的プラークコントロールはどのくらい効果的なのか？ ............ 66
エビデンス9　非外科的歯周治療はどのくらい効果的なのか？ ................................ 73
エビデンス10　縁下のインスツルメンテーション、どの器具がよい？ ..................... 80
エビデンス11　メインテナンスでは何を重要視すべきか？ ............................................ 88
エビデンス12　歯肉幅が十分ないと、歯周組織の健康状態は維持できないのか？ ............ 95
エビデンス13　歯周治療における咬合治療の効果はどのくらいあるのか？ .......... 101
エビデンス14　インプラント周囲炎はどれだけ予防できるか？ ................................ 108

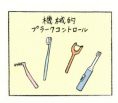
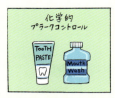

## Part 3 気になることについて、自分でリサーチを組み立ててみよう！.................115

### これも聞きたい！ Q&A

- 歯肉炎指数の定義について、今と昔でどこが違うのか？..................................................22
- 出現する菌の違いから、どういうことがわかるのか？....................................................22
- BOPについて、出血の状態や量から留意すべきことはあるのか？....................................29
- 再評価時、深いポケットはあるのに出血はない場合、どのように解釈したらよいか？.........29
- プロービングを適切な圧で行えているか確認する方法はあるのか？.................................36
- プローブの先端の直径はどのぐらいのものがいいのか？................................................36
- 歯周治療前ではなく、治療後にブラッシング指導を徹底してもよいのか？.......................42
- 複数の文献に触れていれば、あまり質の高くないエビデンスでも信用してよいのか？........42
- 歯ブラシが軟毛か硬毛かによって、ブラッシング圧も変えたほうがよいのか？.................49
- 歯磨剤の研磨性を見分ける方法はあるのか？...............................................................49
- 縦磨きだけしている場合でも、バス法に変えてもらったほうがよいのか？......................50
- 「食後すぐに磨いてはいけない」という話を聞くが、実際はどうなのか？......................50
- 電動歯ブラシを使わないほうがよいケースはあるのか？...............................................56
- 音波式電動歯ブラシの効果についてはどうなのか？.....................................................56
- 電動歯ブラシにはどのような歯磨剤が適切なのか？.....................................................57
- 電動歯ブラシを使い続けることによって、歯肉退縮や知覚過敏の原因になるのか？.........57
- 歯間ブラシよりもフロスが有効なケースはどういうときか？.........................................64
- 歯間ブラシの為害性についてはどうなのか？..............................................................64
- エッセンシャルオイルはどういうタイミングで使用すべきか？.....................................71
- 水ですすぐだけの洗口に効果はあるのか？.................................................................71
- 非外科的歯周治療の技量が足りない場合、早めに外科的治療に移行すべきか？...............78
- 非外科的歯周治療から外科的治療へ移行する基準はあるのか？.....................................78
- セメント質剥離などの場合、ルートプレーニングの効果はどれほどあるのか？...............85

| | |
|---|---|
| 麻酔の有無で、治療の効果に差はあるのか? | 85 |
| 根面を滑沢にするルートプレーニングの効果についてはどうなのか? | 86 |
| 超音波スケーリングにおける薬液の使用は有効か? | 86 |
| PTCでは、ブラシとラバーカップは両方とも使用したほうがよいのか? | 93 |
| SPTとメインテナンスについて、治療方法の違いはあるのか? | 93 |
| どのぐらいの期間を観察すれば、「有意差がある」とみなせるのか? | 99 |
| 補綴やインプラントにおいても、角化歯肉が狭い場合や付着歯肉がない場合でも、口腔衛生状態が維持されていれば歯周炎進行のリスクにはならないのか? | 99 |
| プラークコントロールなどは良好にもかかわらず、ポケットの残る原因として咬合以外どういうことが考えられるか? | 106 |
| 咬合性外傷で生ずる病的な進行性の動揺において、なぜ歯根膜腔が拡大するのか? | 106 |
| 万一インプラント周囲炎を発症してしまった場合、現状の最善の策は何か? | 112 |
| インプラントに対し、フッ化物やヨードは使用してもよいのか? | 112 |

## Coffee Break

| | |
|---|---|
| ❶ メカニズムベースとエビデンスベース | 23 |
| ❷ 臨床パラメータの特徴がわかれば、データの信憑性を判断できる | 30 |
| ❸ プロービングは、点ではなく、面で捉えて実施しよう | 37 |
| ❹ 同じシステマティックレビューでも違う結論に!? | 43 |
| ❺ 歯ブラシの交換時期はどのように判断したらよいか? | 51 |
| ❻ 臨床的な考え方と基礎医学的な考え方 | 58 |
| ❼ 「$p<0.05$」の意味 | 65 |
| ❽ 細菌学だけで歯周病を語れない理由 | 72 |
| ❾ 根分岐部病変の治療方針は現在どうなっている? | 79 |
| ❿ "新しい"治療法って? | 87 |
| ⓫ 国際的には"SPT＝メインテナンス" | 94 |
| ⓬ 付着歯肉と遊離歯肉の分け方は日本と欧米で違う!? | 100 |
| ⓭ ブラキシズムと歯周病の関係 | 107 |
| ⓮ インプラントのプロービングでは、何を注意すべきか? | 113 |

| | |
|---|---|
| さくいん | 122 |

# 本書で皆さんと学びたいこと

### 世界の臨床は「文献ベース」で学ばれている

筆者は大学院生だった時、岡本 浩教授に師事していました。その講義は筆者にとって驚きの連続でした。よくみられる治療方法の解説や定義的な事柄の羅列ではなく、「文献ベース」、それも「臨床研究」の内容に基づいて理論を構成していくという内容でした。つまり、何かのコンセプトがある場合、それを証明するためにどのような研究が行われているのか、それをどのように解釈するのか、臨床にどう応用していくかを考える手法です。この手法は非常に新鮮で説得力のあるものでした。今でこそEvidence Based Medicine（EBM）という言葉も浸透していますが、その当時にこのような教育を受けられたことは筆者にとって大きな財産になっています。

岡本教授の考え方のルーツはスウェーデンにありました。歯周病学の世界的な権威であるイエテボリ大学のJan Lindhe教授が初めて受け入れた留学生が岡本教授だったのです。この関係もあり、後に筆者はイエテボリ大学へ留学しましたが、そこでの講義や勉強会の内容はやはり臨床研究の「文献ベース」でした。また、筆者はアメリカのフォーサイス研究所にも短期間留学したことがありますが、アメリカでの議論も同様に「文献ベース」でした。「文献ベース」で議論を進めていく手法は「世界標準」であることがわかったのです。

### 「エビデンスレベルが高い」とは「一般的に言える」という意味

一方で、日本ではどうしても「メカニズム」に関してばかり議論されてしまいがちです。研究者や教育者の中には、このような、いわば「メカニズムベース」だけで物事を考えている場合もあり、臨床研究より基礎研究が重視されている傾向があるように思われます。もちろん、基礎研究によるメカニズムに関する議論は重要です。それが解明されることで、新たな予防法や治療法が発展する可能性があるからです。しかし、実験室の中で起こった現象が必ずヒトの身体の中で同じように起こるとは限りません。最終的には「臨床でも同じように再現されなければまったく意味がない」と、筆者は考えています。

実際、「ヒトという個体差が大きいものを対象としたものなど研究にならない」と考える基礎研究者もいるかもしれません。しかし、われわれはその「個体差が大きいヒト」を対象に日々の臨床をこなさなければならないわけです。当然ながら、同じ治療を行ってもヒトによって反応は異なりますが、「一般的な傾向」というものは存在します。たとえば、ある治療が重症患者の9割に功を奏したとしたら、その治療は効果が高いといえるのではないでしょうか。そして、これによって治療の第一選択肢となりうるでしょう。結局のところ、個体差はあったとしても「一般論」は言えるわけであり、「エビデンスレベルが高い」とはすなわち「一般的に言える」ということを示すわけです。

### 一つひとつの治療法には科学的根拠が存在する

近代の歯周治療のコンセプトは1970年代に発展し、1980年代にはほぼ確立されました。その後出てきた再生療法やインプラントなどの発展も臨床に影響を与えましたが、歯周治療の基本的なコンセプトはここ30〜40年変わっていません。そして、治療の一つひとつには科学的根拠が存在します。前述したように、欧米の大学院やポストグラジュエイトコース、国際学会の場ではディスカッションは「文献ベース」で行われています。

本書では、歯周治療の中でも歯科衛生士に関連したトピックを「文献ベース」で解説していきます。皆さまにとって、本書がさまざまな情報がとびかう中でどれが臨床に導入すべき重要なことなのかを客観的に判断したり、科学的に思考できる力を身につけるための一助になれば幸いです。

# Part 1

# 「エビデンス」を理解するために知っておきたいこと

## Point 1
# 文献を読むうえで
# おさえておきたい知識

本書は、臨床研究の内容が記載された「文献ベース」で議論していくことを基本にしています。したがって、研究論文の内容や構造についてもある程度知っておかなければなりません。

### さまざまな種類の研究が存在する

一言に研究といっても、さまざまな種類のものがあります。たとえば、データとして数値を用い、統計学的に分析して結果を得る、いわゆる「量的研究」があります。対して、本書ではとりあげませんが、近年看護学の領域などでよく用いられる「質的研究」があります。これは、インタビューなどを通して、言葉や図式などをデータとするものです。また、それらを混合したミクストメソッドも近年注目されています。質的研究が量的研究よりも重要性が低いというわけではありませんが、近代的な歯周治療が確立されるまでに、その裏づけとなった重要な論文の多くは量的研究です。したがって、本書でとりあげるのも数値的なデータを扱うものがほとんどとなります。

また、医学領域の研究には、基礎研究、臨床研究、社会医学的研究などがあります。日本の学会に行くと、発表されている研究の多くが基礎研究です。確かに基礎研究も重要ですが、試験管内で起こったことは、あくまでも試験管におけるエビデンスです。ラットや犬などの動物で起こったことはその動物のエビデンスにすぎません。臨床と直結するエビデンスが得られるのはやはりヒトを対象とする「臨床研究」で、本書で扱う研究のほとんどを占めます。そして、臨床研究のなかにもいろいろなデザインがあり、それぞれの結果から得られるエビデンスのレベルが変わってきます。

### すべての論文が信頼に足るものとは限らない

次に、研究デザインについて説明していきます。ある1人の患者さんにブラッシング指導を行ってプラークスコアが下がった後に、歯肉縁下のSRPを行った結果、歯周炎が改善したとします。これだけで、ブラッシング指導の有効性を証明したことになるでしょうか。答えはNOです。

ブラッシング指導の有効性を証明するためには…

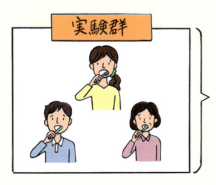
実験群

比較対象が必要!
グループ分けがランダムに行われていればなお良し!

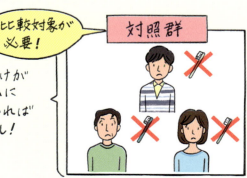
対照群

1人の患者さんでそのような結果が得られたからといって、他の人でも同じ結果になるとは限らないからです。この内容を論文にした場合、研究デザインはエビデンスレベルとしては低い「症例報告（case report）」となります。

では、大人数の患者さんを対象にして同様の結果が得られたとしたらどうでしょうか。この場合、研究デザインは「症例集積（case series）」となり、さきほどの「症例報告」よりは多少説得力が増します。しかし、まだエビデンスレベルは低いです。というのも、ブラッシング指導を行った人しか研究の対象にしていないからです。

### 何かの有効性を証明するには、比較対象が不可欠！

このように、何らかの治療法の有効性を証明するには、それを行った場合だけでなく、行わなかった場合も合わせて比較することが必要です。今回の場合は、ブラッシング指導を行わなかった場合の結果も合わせて比較しなければいけません。

さらに信頼度を高めるために、ブラッシング指導を行うか行わないかというグループ分けがランダムに行われた研究デザインもあります。これを、「ランダム化比較試験（Randomized Controlled Trial またはRandomized Clinical Trial、以下RCT）」と呼びます。RCTは研究デザインの中でももっともクオリティが高い手法です。もちろんRCTであれば何でもいいというわけではなく、この他にもチェックすべき項目がいろいろあるのですが、まずは「何かの有効性を証明したければ、比較対象が必要」ということを覚えておいてください。

### 「ランダム化」は"作為的"に割付を均等にする方法

「ランダム化」についてもう少しご説明します。これは、簡単に言えば、被験者を複数のグループに偏りなく割り付ける過程を意味します。たとえば、新しい治療法について研究したい場合、その治療法が効果的と思われる症例を作為的に割り当ててしまうかもしれません。そこで、ランダムに割り付けることによって、バイアス（偏り）を減らそうというわけです。

ランダム化のもっとも簡単な方法は、コイントスです。要するに、表が出たら実験群、裏がでたら対照群というように割付していきます。しかし、この方法は対象人数がよほど多くない限り、年齢や性別、疾患の程度、各グループの割り当てられた人数などを一致させることが困難です。

そこでよく使われる方法として、まずブロックランダム化があります。たとえば、40名の被験者を2つのグループに割り付ける場合、4人ずつ10のブロックにわけ、各ブロックで2つのグループにランダムに割り付けるという方法です。また、層別化法は、被験者を年齢や性別、疾患の程度などによって階層を作り、その中でランダムに割り付ける方法です。そして、最小化法は、ある程度割付が行われた段階で、新たな被験者を割り付ける場合に、2つのグループ間のデータの差が最小になるほうに割り付ける方法です。他にもいくつかの方法があります。

「ランダム化」は「無作為化」とも呼ばれますが、あくまで研究対象となる治療法にとって有利にはたらくように作為的に割り付けることを避けるという意味であり、割付を均等にするという点では「作為的」な方法です。したがって、近年では「ランダム化」という言葉のほうがよく使われているようです。

 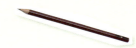

### 事前に研究内容をわからないようにする「盲検化」

たとえば、新しく開発された洗口剤の効果について研究するとします。その効果をプラーク付着量等で評価する場合、測定者がそのことを知っていたならば、「新しい洗口剤だから効果があるに違いない」という先入観を持ちながら記録してしまうかもしれません。また、洗口剤を使用する側にとっても、それが新しく開発されたものだと知っていた場合、効果があると思って普段よりも熱心に洗口剤を使うかもしれません。そのような場合、被験者のコンプライアンスに影響を与える結果、バイアスが生じます。このような事態を防ぐために、「盲検化（あるいはマスキング）」が行われます。すなわち、対照群を設定し、新しく開発されたもの（実験群とします）とどちらを使っているのかわからないようにする方法です。

盲検化を行うには、被験者がどちらを使ったかわからないようにすることが必要です。そのため、実験群と対照群のどちらに被験者が割り付けられているかわからないようにします。たとえば、第三者が割り付けをし、実験が完了するまで測定者と被験者に教えないといった方法によって、測定者の盲検化が可能となります。

また、歯科衛生士の領域では、洗口剤や歯磨剤、抗菌薬入りジェルなどの効果を調べたい場合には、実験群で使うものと、有効成分以外の成分が同じで、見た目や臭い、味等もまったく同じものを使うことが理想です。これをプラセボ（偽薬）といいます。プラセボを使うことで、測定者と被験者の両方を盲検化できるわけです。これを「二重盲検」といいます。

一方、たとえば手用歯ブラシと電動歯ブラシの比較や、超音波スケーラーと手用スケーラーの効果を比較した場合などは、被験者にどちらを使ったかわからないようにすることは不可能です。その場合は、測定者のみ盲検化する方法をとります。このように、測定者か被験者のどちらか片方のみ盲検化する方法を「単純盲検（または一重盲検）」といいます。さらに、統計処理などのデータの分析をする人も盲検化する方法である「三重盲検」も存在します。

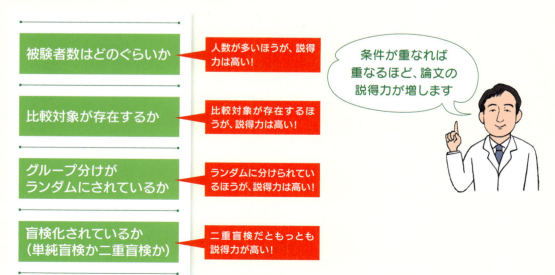

**これだけは知っておこう！
論文を読む際にチェックすべきポイント**

- 被験者数はどのぐらいか — 人数が多いほうが、説得力は高い！
- 比較対象が存在するか — 比較対象が存在するほうが、説得力は高い！
- グループ分けがランダムにされているか — ランダムに分けられているほうが、説得力は高い！
- 盲検化されているか（単純盲検か二重盲検か） — 二重盲検だともっとも説得力が高い！

条件が重なれば重なるほど、論文の説得力が増します

## パラレルデザインとクロスオーバーデザイン

RCTのように、比較対象をおいた研究のデザインには、大きく分けて2つあります。1つは「パラレルデザイン」です。たとえば洗口剤の効果について調べる研究の場合、洗口剤を使用する群（実験群）と使用しない群（対照群）に単純に分けて、その状況をある一定の期間同時進行したうえで、結果を比較するデザインです。この場合、もともと炎症やプラークが存在していた歯列に対して、ブラッシングと併用してリステリン®による洗口を1日に数回行った群と、同様の手順（プロトコール）でプラセボ（偽薬）や他の洗口剤を使用してその効果を比較するような研究になります。

もう1つのデザインとして、「クロスオーバーデザイン」が挙げられます。これは、複数の薬剤の効果を調べる場合、1人の被験者に対し時期をずらして異なる薬剤を投与したうえで、それぞれの効果を比較するデザインです。パラレルデザインと違って、クロスオーバーデザインは同一の個体（被験者）を使用するので、個体差による影響や被験者数を少なくすることができます。一方で、あまり長期間の研究には向かないという欠点もあります。たとえば、洗口剤の効果を調べる研究でこのデザインを使用する場合には、まず実験開始時までに被験者のプラークコントロールを徹底し、歯肉の状態を健康のまま確立させた状態で研究を始める必要があります。そこから、実験的歯肉炎（詳細はP.18「エビデンス1」参照）のモデルにより、プラークの付着や歯肉炎の程度が洗口剤によってどれだけ抑制できるか調べるわけです。

## エビデンスの評価項目「エンドポイント」

文献を読む際に考えなければならないのは、どのような評価項目で効果を調べるかということです。この評価項目を「エンドポイント」といいます。たとえば、新しく開発された心疾患を予防する薬の効果を調べたい場合、もっとも有効な効果項目は「死亡」と考えられます。すなわち、ある期間中の死亡数や死亡率を算出して対照群と比較するわけです。この場合、評価項目として使った「死亡」は「真のエンドポイント」と呼びます。ただし、治療や投薬を行ってから患者さんが死亡するまでにはかなりの年月がかかります。したがって、多くの場合「代理（サロゲート）エンドポイント」が使われます。たとえば、医科でいうと血中コレステロールのレベルなどが該当します。

では、歯周疾患の場合どのようなエンドポイントを用いるべきでしょうか。たとえば、歯肉炎に対する研究では、歯肉の出血や腫脹が真のエンドポイントになりうるでしょう。そして、プラーク指数などが代理エンドポイントとなります。

歯周炎の場合はどうでしょうか。歯周炎において「死亡」に相当するのは「歯の喪失」なので、これが真のエンドポイントとなります。そして、代理エンドポイントが「プロービング・ポケット・デプス（PPD）」や「臨床的アタッチメントレベル（CAL）」などの臨床パラメータになります。このように、研究の対象によってエンドポイントも変わってくるわけです。

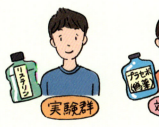
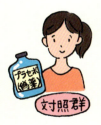

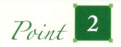
# 文献を自分で検索する方法

自分の知りたいことに関する、世界で通用する最新情報を入手するには、
自分で文献を調べることが必要です。

### 文献検索サービスにアクセスすべし！

　何らかの治療の効果を調べるには、教科書などある程度内容がまとめられた文書を読むのが手っ取り早いです。しかし、最新の知見を得るためには、やはり原著の文献を、それもできるだけクオリティの高いものを読む必要があります。そうすると、どうしても英語で書かれた国際論文ということになります。

　かつては、論文に掲載されている参考文献の一覧から検索するハンドサーチがよく行われていました。これは、記述されている言語の理由などで、後述するインターネットの検索サービスではヒットしないような論文が抽出できるといった利点はありますが、時間や手間がかかる、その論文よりも新しい論文は検索できない、見逃しが多くなるなど、欠点が多く、原始的な方法と言わざるを得ません。そこで、現代ではインターネット上の文献検索サービスを使うと非常に便利です。筆者がよく使うのは、PubMed（http://www.ncbi.nlm.nih.gov/pubmed/）です。PubMedは米国国立医学図書館の国立生物情報工学センターが運営している学術文献検索サービスです。PubMedで文献を検索するには、ホームページにアクセスし、調べたいトピックのキーワードを入力します。たとえば、電動歯ブラシであれば、「electric toothbrush」などと入力し検索します。すると、このキーワードに関連した論文のタイトル、著者、掲載雑誌、年号等の一覧が表示されます。その中から読みたいものを選ぶわけです。選んだ論文は、大学等の図書館で探すか、有料でダウンロードして入手できます。中には、無料でダウンロードできるものもあるので、ぜひ利用してみてください。

　他にも、日本語の論文を検索したい場合には、「医中誌Web」などの検索サービスもあります。

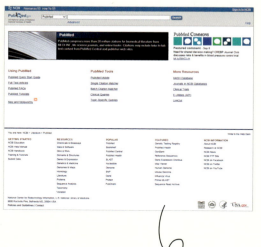

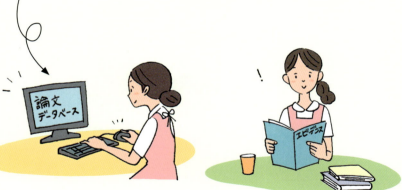

## 機能をうまく活用すれば、効率よく文献を検索できる

前述のように、文献検索サービスでは、調べたいトピックについてキーワードを入力すると文献が表示されます。筆者は主にPubMedを使用しているので、その使い方をもう少し詳しく解説します。

検索キーワードは、トピックに関する単語でも、著者名でも、雑誌名とその年号でも構いません。また、2つ以上の複数のキーワードを入れても検索可能です。たとえば、Journal of Clinical Periodontologyに2005年に掲載された、関野という著者のプラークに関する研究を検索したいとします。その場合は「Journal of Clinical Periodontology 2005 Sekino Plaque」と入力して検索します。ジャーナルにはそれぞれ特有の略名があるので、それでも検索可能です（Journal of Clinical PeriodontologyであればJ Clin Periodontolとなります）。大文字、小文字はどちらを使っても大丈夫です。このように検索すると、条件を満たした文献の一覧が新しい順に番号つきで表示されます。上記の場合、2つの文献がヒットし、青文字で下線つきでタイトルが、次に著者名、つぎに雑誌名と発表された年、月、巻、号（かっこつき）、ページ数が表示されます（下図参照）。

ある程度の熟語は自動的に検索される場合もありますが、二重引用符（ダブルコーテーション、""）を使うことで、確実に熟語と認識させて検索できます。たとえば、"randomized clinical trials"のように検索すれば、それぞれの単語が別々に使われている場合はヒットせず、熟語として検索できるわけです。

「前方一致検索」は単語のあとにアスタリスク（*）をつけることで、その後にどのような文字が続いている場合でもヒットさせることができる機能です。たとえば、periodont*と検索すれば、periodontalという言葉が入っているものもperiodontitisという言葉が入っているものもヒットします。

また、複数の検索ワードを組み合わせる時にAND、OR、NOTを使います。たとえば、periodontitis と gingivitisの両方のキーワードを含んだ文献を検索する場合には「periodontitis AND gingivitis」、両方でもどちらか一方かを含んだ文献を検索したい場合には「periodontitis OR gingivitis」、periodontitisのみで、gingivitisを含んだ文献は検索しない場合は「periodontitis NOT gingivitis」と入力します。

その他の検索サービスも基本的に同様の機能があると思いますが、それぞれの使い方もネット等で調べることができるので、確認してみるといいでしょう。

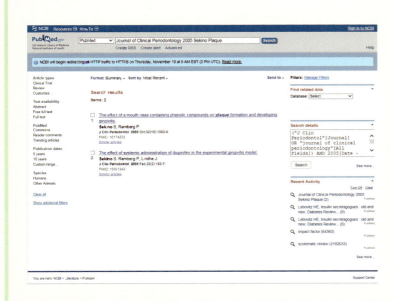

### 困ったときには、システマティックレビューも活用しよう!

ただし、検索をかけてヒットする文献の数は膨大なので、どれを読んだらよいのか判断することはなかなか難しいと思います。キーワードを追加すれば、もう少し絞られるでしょうが、それでもまだ多くの論文がヒットします。

あるテーマについて検索した結果、数多くの文献がヒットした場合、研究結果がそれぞれ異なることもしばしばあります。たとえば、ある論文では電動歯ブラシが手用歯ブラシよりも効果的であるとしている一方で、違う論文では効果に差はみられないという結果になったなどです。いろいろな要因によるのですが、何か1つの結論を得たいときには少し困ってしまいます。そもそも文献を何本も読むのは時間がかかって非常に大変です。

そこで役に立つのが、「システマティックレビュー」です。エビデンスという点でもっとも信頼できるとされているものであり、RCTなど研究デザインのレベルの高い研究のみを集め、できる限りバイアスを除去したうえで分析が行われています。

とはいうものの、システマティックレビューだけで絶対的な結論を得られるともいえません。たとえば、同じトピックを扱ったシステマティックレビューでも結論が異なる場合もあります(P.43参照)。そのような時には、やはり個々の論文の内容も吟味し、その違いが生じた理由などを分析することが必要です。

### 掲載誌のクオリティがわかる「インパクトファクター」

また、論文が掲載される雑誌によってもクオリティの違いがあります。掲載される雑誌のレベルを示す指標の1つに「インパクトファクター」があります。これは論文が引用された回数に基づいて計算されるもので、その学術雑誌の影響力を示します。具体的な計算方法については、たとえば2016年のある雑誌のインパクトファクターは、その雑誌の2014年と2015年に掲載された論文数で、それらが2016年に引用された回数を割ることで算出されます。インパクトファクターには利点も欠点もさまざまありますが、通常は高いほうがより引用回数が多く、影響力が大きい雑誌である可能性が高いと言えます。インパクトファクターについてもPubMedやその雑誌のサイトなどで調べることが可能です。

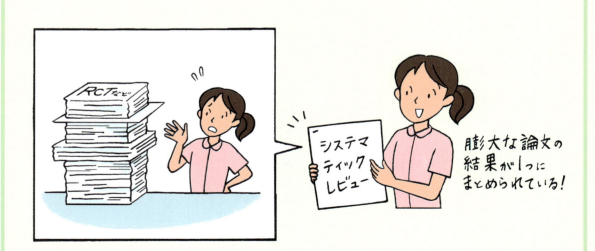

## Part 2

### 歯科衛生士なら必読!
# 歯周治療に関するエビデンス集

# Evidence 1
# 「歯周病の原因はプラーク」これはどのように証明されたか?

今回のトピックは、「細菌性プラーク」が歯周疾患の原因という基本中の基本の根拠です。この根拠は、「実験的歯肉炎」という研究で明らかにされました。

### 臨床実感を決定的にした「実験的歯肉炎」

20世紀初頭においても、プラークや歯石を取れば歯周疾患が改善することを経験上知っていた臨床医は少なくなかったと思われます。実際に、18世紀頃から現代のスケーラーのような、歯石をとる道具があったことがわかっていますし、今でいう症例報告レベルの文献も残されています。しかし、実際にこのことを科学的に分析した文献が学術雑誌に本格的に掲載され始めたのは1950年代に入ってからです。

まず、口腔衛生状態と歯周炎の関係は主に疫学的な観察研究で報告されました。たとえば、Scherp(1964)は、疫学調査のデータをレビューし、歯周疾患の90%は口腔衛生と年齢で説明できると唱えました[1]。つまり、ある集団に対して検診を行ったところ、口腔衛生状態が悪い人に歯周病が多かったということです。このような疫学的な手法も根拠の1つになりえますが、この頃に行われた主な観察研究は、ある一時点での疾患と原因因子の関係しか見ない「断面調査」でした。これらから得られた結果を決定づけるためには、ある一時点だけでなく、経過を追って疾患と原因因子との関係を観察する必要があります。さらに、実験的になんらかの介入をすることも有効です。

そこで、1960年代にデンマークの研究機関で行われたのが「実験的歯肉炎」という研究です。

### 今回の教材

## ヒトにおける実験的歯肉炎

Loe H, Theilade E, Hensen SB. Experimental gingivitis in man.
J Periodontol 1965;36(5-6):177-189.

### 研究目的
健康な歯肉を有するヒトにブラッシングなどの口腔衛生を中止させ、その後の過程における微生物叢と歯肉の変化を観察すること。

### 研究対象
平均年齢23歳の健常者12名。

### 研究方法
被験者全員に対し、日常的に行っていたブラッシングなどの口腔衛生をあきらかな歯肉炎の徴候が発現するまで中止させた。その後、炎症が発現した直後から朝晩2回ずつ口腔衛生を行うように指導した。実験期間中、プラーク指数、歯肉炎指数、および細菌学的観察のためのプラークのサンプリングが繰り返し行われた。

## 主な結果

　口腔衛生中止後、10〜20日間で被験者の平均プラーク指数（表1）は0.43から1.67に増加した（表2）。それにともない、平均歯肉炎指数（表3）も0.27から1.05に増加した（表4）。実験開始直後では、プラーク細菌について球菌と短桿菌が多くみられたが、2〜4日後には線状菌や長桿菌が増え、6〜10日後にはスピロヘータやビブリオが出現するようになった。口腔衛生を再開したところ、5〜10日目後には**平均プラーク指数は0.17**（表2）、**平均歯肉炎指数は0.11まで減少した**（表4）。また、プラーク細菌も球菌と短桿菌が再び優勢となった。

### 表1　プラーク指数の定義

| スコア | 基準 |
|---|---|
| 0 | プラークの付着がまったくない |
| 1 | 染色したりプローブを使用した場合のみ、歯肉辺縁や隣接面にプラークの付着が認められる |
| 2 | 歯周ポケットや歯肉辺縁上に肉眼で視認できるほどのプラークの付着が少量ある |
| 3 | 歯周ポケットや歯肉辺縁上に多量のプラークが付着している |

（文献3より引用改変）

### 表3　当時の歯肉炎指数の定義

| スコア | 基準 |
|---|---|
| 0 | 炎症がまったくない |
| 1 | 軽度の炎症―歯肉の色や質感にわずかな変化がみられる |
| 2 | 中等度の炎症―グレージング、発赤、浮腫、肥大がわずかにみられ、加圧時に出血する |
| 3 | 重度の炎症―著しい発赤や肥大がみられ、自然出血する。潰瘍がある場合もある |

（文献4より引用改変）

### 表2　各時点でのプラーク指数

| 被験者番号 | 研究開始時 | 口腔衛生中止後の最終結果 | 口腔衛生再開後の最終結果 |
|---|---|---|---|
| 1 | 0.76 | 2.00 | 0.17 |
| 2 | 0.95 | 1.99 | 0.11 |
| 3 | 0.54 | 1.82 | 0.21 |
| 4 | 0.23 | 1.46 | 0.06 |
| 5 | 0.58 | 1.60 | 0.18 |
| 6 | 0.17 | 1.42 | 0.02 |
| 7 | 0.50 | 1.64 | 0.19 |
| 8 | 0.33 | 1.40 | 0.28 |
| 9 | 0.35 | 1.58 | 0.10 |
| 10 | 0.11 | 1.79 | 0.05 |
| 11 | 0.00 | 1.64 | 0.50 |
| 12 | 0.52 | 1.81 | 0.14 |
| 平均値 | 0.43 | 1.67 | 0.17 |

**ここをメモ！**
口腔衛生の有無で数値に明らかな差があります！

### 表4　各時点での歯肉炎指数

| 被験者番号 | 研究開始時 | 口腔衛生中止後の最終結果 | 口腔衛生再開後の最終結果 |
|---|---|---|---|
| 1 | 0.49 | 1.23 | 0.11 |
| 2 | 0.41 | 1.23 | 0.09 |
| 3 | 0.15 | 0.92 | 0.13 |
| 4 | 0.02 | 0.96 | 0.02 |
| 5 | 0.24 | 0.90 | 0.12 |
| 6 | 0.17 | 1.05 | 0.07 |
| 7 | 0.43 | 1.12 | 0.14 |
| 8 | 0.15 | 0.99 | 0.16 |
| 9 | 0.08 | 0.90 | 0.06 |
| 10 | 0.69 | 1.12 | 0.02 |
| 11 | 0.38 | 0.98 | 0.29 |
| 12 | 0.07 | 1.23 | 0.10 |
| 平均値 | 0.27 | 1.05 | 0.11 |

**ここをメモ！**
口腔衛生の有無で数値に明らかな差があります！

### 今回の研究は……

| 被験者数はどのぐらいか | 比較対象が存在するか | グループ分けがランダムにされているか | 盲検化されているか |
|---|---|---|---|
| 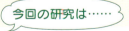12人 | No<br>被験者全員に対し口腔衛生中止を指示 | No | No |

対照群のない観察研究であり、方法論が確立された現在から考えるとクオリティが高いとは言えないが、プラークにより実際に歯肉炎が発症することを証明したという意味で重要な論文である。

解説

# 細菌性プラークが歯肉炎の発症に かかわることが証明された！

今でこそあたりまえのように浸透している「歯周病の原因はプラーク」という根拠は、この研究を境に認知されていきました。
この結果をふまえ、もう少し解説します。

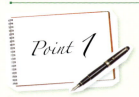

## 研究の手法が不十分ではあるものの、 得られた結果は現在も通用する

　今回ご紹介したのは、細菌性プラークによって歯肉炎が発症し、プラーク除去によって歯肉炎が治癒することを「実験的歯肉炎」という手法を用いて証明した重要な論文です。臨床研究の手法が確立されている現在の視点からこの論文を見ると、「対照群がない」「観察期間が被験者によってバラバラである」など、突っ込みどころは多いです。また、現在であれば、実験開始前にブラッシング指導や歯面清掃などを繰り返し行い、歯肉炎指数を最小限にし、プラークスコアを0にした状態から実験を行うでしょう。データの解析法や統計処理などにも一考の余地があります。しかし、多少のバイアスがデータに入っていたとしても、プラークが蓄積することでプラークの細菌叢が変化し、それにともない歯肉炎が発症、悪化していく過程がヒトにおいて最初に観察された貴重な研究です。

　この実験モデルは、後に他の研究者によって、洗口剤等のプラーク抑制効果等を調査する目的でより洗練された形で使用されています。もちろん、プラークが歯肉炎の原因で、プラークコントロールによりそれが改善されるというコンセプトは現在でも通用しますし、疑いようがありません。

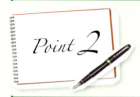

## 個人の感受性には 違いがあることに注意！

　歯周疾患の発症や治癒期間には個体差があります。今回の被験者においても、10日で明らかな炎症がみられた人がいる一方で、21日かかった人もいます。歯肉炎のみならず、歯周炎についても、個人の感受性に違いがあることを認識しておかなければいけません。

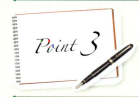

## Point 3　その後の研究で、歯周炎とプラークとの関連についても明らかになった！

　この研究は、あくまでも歯肉炎に関するものです。では、歯周炎に関してはどうかというと、まずこの実験モデルをこのまま続行して歯周炎が発症するまで口腔衛生をやめさせることは倫理的に許されません。なぜなら、歯周炎がいつ発症するかはまったく読めませんし、歯肉炎と違って歯周炎による病態は非可逆的だからです。このような場合は、動物実験が有効な方法になります。もちろん、動物で起こったことがそのままヒトでも起こるとは限りません。しかし、少なくともイヌやサルなどの歯周組織の構造はヒトと同じなので、シミュレーションとしては有効ですし、ある程度のことは言えます。実際にLindheら（1973）は「ビーグル犬における実験的歯周炎」という論文において、20頭のビーグル犬のうち10頭には1日に2回ブラッシングを行い、残りの10頭にはブラッシングを行わずにソフトフードを与え続け、歯周組織の状態を18ヵ月間観察する研究を行いました[5]。その結果、ブラッシングを行わなかった群のビーグル犬では結合組織性付着や骨吸収をともなう歯周炎が発症したことを示しました。すなわち、不良な口腔衛生によって細菌性プラークが歯面に付着したことが歯周炎の原因であると証明したわけです。その後、この動物実験のみならず、種々の研究機関における臨床研究でも、プラークコントロールが歯周炎の治療に必須であることが証明され、この動物実験の結果を裏付けました。

### Evidence 1 のまとめ

　歯肉炎の原因がプラークであり、プラークの量の増加や質の変化、すなわち球菌、短桿菌主体の細菌叢が、桿菌や線状菌、さらにはスペロヘータやビブリオが含まれるようになることで、歯肉炎が進行していくことが観察されました。さらに、動物実験からは、口腔衛生を行わないことで歯周炎が発症することもわかりました。歯周疾患の原因がプラークであることの科学的根拠はこうして確立されていったのです。

〈Evidence 1の引用文献〉
1. SCHERP HW. CURRENT CONCEPTS IN PERIODONTAL DISEASE RESEARCH: EPIDEMIOLOGICAL CONTRIBUTIONS. J Am Dent Assoc 1964;68:667-675.
2. Loe H, Theilade E, Hensen SB. Experimental gingivitis in man. J Periodontol 1965;36(5-6):177-189.
3. Silness J, Löe H. PERIODONTAL DISEASE IN PREGNANCY. II. CORRELATION BETWEEN ORAL HYGIENE AND PERIODONTAL CONDTION. Acta Odontol Scand 1964;22(2):121-135.
4. Löe H, Silness J. PERIODONTAL DISEASE IN PREGNANCY. I. PREVALENCE AND SEVERITY. Acta Odontol Scand 1963;21(12):533-551.
5. Lindhe J, Hamp SE, Loe H. Experimental periodontitis in the beagle dog. Int Dent J 1973;23(3):432-437.

# これも聞きたい！ Q&A

P.19表3に「当時の歯肉炎指数の定義」が載っていましたが、現在の定義ではどのように変更されているのですか？　その違いを教えてください。

昔の定義では「スコア2」において「加圧時に出血する」という内容が含まれていましたが、ここが現在の定義と違います。当時は、プロービングとは別に、プローブの先端を歯冠方向に向け、プローブの側面で歯肉を擦り、加圧した際に出血の有無を診ていました。しかし、現在では、歯肉溝入口の軟組織壁にそってプローブを挿入した後に出血の有無を診ることになっています。したがって、現在の定義では「プロービング時に出血する」という内容になっています。

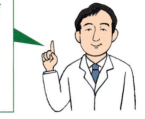

当時はこのように診ていた！

---

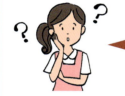

今回の教材の主な結果（P.19）において、実験開始後、球菌や短桿菌、線状菌、長桿菌、スピロヘータ、ビブリオがそれぞれの段階で出現したということですが、出現する菌の違いからどのようなことが言えるのか教えてください。

球菌や短桿菌は、健康な歯肉に隣接した歯面上に優勢にみられる細菌です。おもにレンサ球菌や放線菌で占められていたと考えられます。これらは歯面にあるペリクルに付着できるレセプターを持っており、早期集落菌と呼ばれています。そして、プラーク形成が進み、ある程度成熟すると、長桿菌、線状菌が増えてきます。これらの多くはグラム陰性菌で内毒素を持ったものです。すなわち、歯周病の視点で考えると、病原因子をもつ菌がプラークの成熟にともなって増えてくるということです。

歯肉炎の状態がピークになると、隣接歯面のプラークからビブリオなどの運動性桿菌や、スピロヘータなどのより毒性が強い細菌が出現します。つまり、あくまで形態学的に考えると、丸い菌や細長い菌が多いプラークは毒性が低く、細長い菌の割合が多くなると毒性が増し、さらにらせん形の菌や運動性をもった細長い菌が検出されるプラークはより毒性が強く、歯肉の状態を悪化させる、ということです。

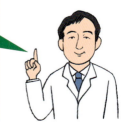

## Coffee Break 1
# メカニズムベースと
# エビデンスベース

　「エビデンスベース」、あるいは「エビデンスに基づいた治療」という言葉がよく使われています。筆者自身もその考え方で日々臨床に取り組んでいますが、時々これらの言葉について誤解されているのを見かけます。

　たとえば、急速破壊性（侵襲型）歯周炎の特徴として、細菌学的なことや血清抗体価の動向などが挙げられています。これに基づいて、細菌検査や抗体価測定を行うことはエビデンスに基づいた考え方でしょうか。残念なことに、実際には細菌検査や抗体価によって鑑別診断ができるというエビデンスはありません。実際に重要なことは、患者さんが歯周炎に対して感受性が高いか低いかであって、鑑別診断すること自体、特に重要ではないかもしれません。日本ではなぜか「基礎医学的な裏付け」が重要視される場合が多いのですが、これとエビデンスはまったく別物と考えなければなりません。

　昔、米国で、ある心疾患にたいして抗痙攣剤が効くだろうということで、普通に処方されていた時期がありました。その心疾患に対して抗痙攣剤を使用するというのは理にかなっているように思えたので、多くの臨床医が処方していたわけです。しかし、実際に死亡率を調べてみると、その抗痙攣剤を処方した患者のほうが高かったことがわかり、現在では処方されなくなりました。「心疾患に抗痙攣剤が効くだろう」と考えるのはメカニズムベースの考え方で、実際の死亡率に基づいた考え方がエビデンスベースです。

　もう少しわかりやすい例で言うと、「プロービングは組織を破壊するだろうからやってはいけない」というのがメカニズムベース、「プロービングをしても組織に非可逆的な傷害を起こさないことが実験で確認された」というのがエビデンスベースです。

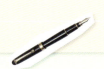

# Evidence 2
# なぜBOPは歯周病の診査の指標といえるのか?

今回取り上げるトピックは、プロービング時の出血（BOP）が
有効な指標であるかどうか示した根拠です。
2年間の後ろ向き調査[※1]をもとに明らかにされました。

## 「歯肉の炎症」を診断するために、プロービングはある

日常的に遭遇する多くの歯周炎は「慢性歯周炎」です。一方、比較的若年者で急速に進行する「急速破壊性（侵襲性）歯周炎」という病態もあります。いずれの疾患も治療方針は同じなので、臨床では特別に分けて考える必要はありません。共通の特徴として、「付着の喪失をともなう歯肉の炎症」が挙げられます。これが、歯周炎の定義です。ちなみに、歯肉炎は「付着の喪失をともなわない歯肉の炎症」となります。したがって、臨床においては「付着の喪失」と「歯肉の炎症」があれば歯周炎と診断することができるのです。このうち、「歯肉の炎症」を診断する方法がプロービングです。

### 図1　真の歯周ポケット底部とプロービングで測定される深さはほとんど一致しない

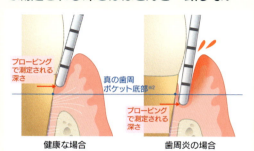

健康な場合　　　歯周炎の場合

## プロービングで診るのは「歯周ポケットの深さ」ではない

ところで、プロービングではいったい何を診ているのでしょうか？　歯周ポケットの深さだと思っている人もいるかもしれませんが、少し違います。ご説明しましょう。

まず知っておかなければいけないことは、「解剖学的な歯周ポケット底部」と「臨床的な歯周ポケット底部」は異なるということです。解剖学的な歯周ポケット底部は「接合上皮（ポケット上皮）の最根尖部」です。すなわち、接合上皮と歯肉結合組織の境界が「解剖学的な歯周ポケット底部」となります。「真の歯周ポケット底部」といってもいいでしょう。接合上皮の上端部を歯周ポケット底部と考える方が多いのですが、これは誤りです。

ここで問題となるのは、適切なプロービング圧でプロービングをした場合に、「真の歯周ポケット底部」と「臨床的な歯周ポケット底部」がどれだけ一致するかということです。実は、ほとんど一致しません。というのも、健康な歯周組織にプロービングを行った場合、プローブの先端は「真の歯周ポケット底部」まで到達しません。逆に、炎症を起こしている歯周組織にプロービングを行った場合、プローブの先端は「真の歯周ポケット底部」よりも深いところまで到達してしまいます。つまり、プロービングでは歯周ポケットの深さを正確に測定することはできないのです **(図1)**。

---

※1　後ろ向き研究（retrospective study）：研究開始前の過去に起こったことについて調査する研究。これにたいして、あらかじめ研究計画を立てて、あるいは新たに起こることを調査するのが前向き研究（prospective study）。

※2　健康な場合は厳密には「真の歯周ポケット底部」とは言わないが、該当箇所に相当する適当な解剖学的名称がないため、ここでは炎症の有無にかかわらず「真の歯周ポケット底部」で統一する。

## プロービングで診るのは「プロービング圧に対する組織の抵抗性」

では、プロービングではいったい何を診ているのか。それはズバリ、「プロービング圧に対する組織の抵抗性」です。健康な歯周組織であれば組織は硬く引き締まっているので、プローブを入れようとしても深くまで入りません。また、BOPも生じません。しかし、炎症を起こしていると、組織はボロボロの状態になっているので、プローブが深くまで入り込みますし、BOPも生じます。

繰り返しますが、プロービングで測定される深さは「真の歯周ポケット底部」とは一致しないので、プロービングで測定される深さを単なる「ポケット・デプス（歯周ポケットの深さ）」とは呼ばず、「プロービング・ポケット・デプス（Probing Pocket Depth、以下PPD）」と呼ぶわけです。

このことを裏付ける研究として、Armitageら（1977）は、イヌを用いた実験で、健康な歯肉、歯肉炎、歯周炎を起こした状態にそれぞれプロービングを行い、その状態を組織的に観察しました[1]。この中で、接合上皮またはポケット上皮の「最根尖部」から挿入されたプローブの先端までの距離を「プロービングエラー」と定義して、組織計測が行われました。その結果、プローブの先端の位置は接合上皮（ポケット上皮）の最根尖部から、健康な場合は歯冠側方向に平均0.39mm、歯肉炎の場合には歯冠側方向に平均0.10mm、歯周炎の場合には根尖側方向に平均0.24mmであったことが観察され、①プロービングによって組織学的なアタッチメントレベルを正確に測定することはできない、②炎症の状態がプローブの挿入程度に大きく影響する、③歯肉溝部の深さは、臨床的に測定されたものと組織学的に測定されたもので明らかに異なる、と結論づけられました。

## 臨床的アタッチメントレベルは計測が難しい

プロービングで診るもう1つのパラメータとして、「臨床的アタッチメントレベル（Clinical Attachment Level、以下CAL）」があります。CALはセメントエナメル境のように変化しない基準点から臨床的ポケット底部までの距離を指しますが、こちらもPPD同様に、組織学的なアタッチメントレベルと一致しません。ですから、「臨床的（Clinical）」という言葉がつくわけです。CALは計測が難しく、いわゆる正常値が存在しないため、臨床では省略されることが多いですが、研究では組織破壊の指標として重要視されます。

## BOPなどの指標の有用性は縦断的な見方で判断する

先述のとおり、歯周炎を診断するためには付着の喪失と歯肉の炎症を評価します。まず、付着の喪失に関してはCALを確認するのが妥当ですが、CALは計測が困難であることは既に述べました。そこで、一般的にはエックス線写真で骨吸収の有無を診ることで、付着の喪失があるか判断します。また、歯肉の炎症に関してはBOPの有無で確認します。

ここで研究の話です。BOPなどの指標が有効であるかどうかはどのように評価すれば良いのでしょうか。それにはまず、歯周治療のゴールを考えなければいけません。歯周炎は、炎症の進行にともない支持組織を失っていき、最終的には歯が喪失する病気です。つまり、歯周治療においてもっとも重要なゴールは「歯周炎の進行を止めること」になります。したがって、たとえばある時点で「BOPがあった部位に歯周炎がみられた」という見方（断面研究）だけでは不十分です。BOPがみられた部位でその後どれだけ歯周炎が進行したか、またはBOPがみられなかった部位でその後どれだけ進行しなかったかという縦断的な見方をする必要があります。

### 今回の教材

# BOPは歯周病の進行を示す指標となるのか？

Lang NP, Joss A, Orsanic T, Gusberti FA, Siegrist BE. Bleeding on probing. A predictor for the progression of periodontal disease? J Clin Periodontol 1986;13(6):590-596.

### 研究目的

メインテナンス期間中に、歯周炎が進行する部位における予後予測因子としてのBOPの有用性を評価すること。

### 研究対象

歯槽骨の50％以上の高さが喪失するほど進行した歯周炎に対し治療をうけ、3～5ヵ月に1回のメインテナンスに少なくとも4年以上通っている患者55名。年齢は24～74歳。

### 研究方法

毎回のメインテナンス来院時にすべての歯の4歯面にプロービングを行い、BOPの有無を記録した。そのうち1,054部位をランダムに選択し、直近4回の来院におけるBOPの頻度によって次の5つのカテゴリーに分類した。

① 4回中1回もBOPがみられなかった部位（0/4群）
② 4回中1回だけBOPがみられた部位（1/4群）
③ 4回中2回BOPがみられた部位（2/4群）
④ 4回中3回BOPがみられた部位（3/4群）
⑤ 4回中すべてBOPがみられた部位（4/4群）

それぞれのグループの直近2年間において、2mm以上のアタッチメントロスが生じた頻度が分析された。

### 主な結果

**5mm以上のPPDが頻繁にみられた患者では、BOPの頻度も高かった。また、16%以上の部位でBOPがみられた患者では、付着の喪失も有意に多かった。**さらに、付着の喪失は4/4群では30.0%、3/4群では14.0%、2/4群では6.0%、1/4群では3.0%、0/4群では1.5%に生じていた（図2）。

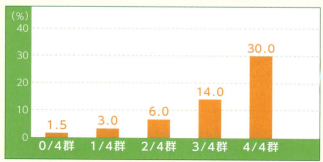

図2 付着の喪失が2mm以上みられた割合

ここをメモ！
BOPがみられるほど付着の喪失の頻度も高い！

**今回の研究は……**

| 被験者数はどのぐらいか | 比較対象が存在するか | 研究の種類は何か | 介入はされているか |
|---|---|---|---|
| 55人 | Yes<br>純粋な比較研究ではないが、部位単位でBOPがみられた回数により分類されている | 後ろ向き研究 | No |

後ろ向き研究なので、観察期間等の統一やキャリブレーション等がなされていないという欠点はあるが、中規模な縦断研究なので、クオリティは中等度より上といったところである。

## 解説

# BOPは歯周炎の進行の指標だが、完全なものではない！

今回の教材からわかることは、BOPという指標は歯周炎の進行をある程度は予測できるものの、完全なものではないということです。
詳しく解説していきます。

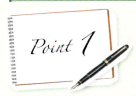

## Point 1　BOPがなければ付着の喪失が起こらない確率は高いが、＋－の変動に要注意！

今回の教材において、たとえば4回の来院ですべてBOPがみられた場合（4/4群）、付着の喪失を起こす確率は30.0%です。逆に言えば、残りの70.0%の部位では歯周組織が健康状態を維持したということになります。もっとも、この研究期間は2年間と比較的短期間なので、さらに長期的な観察をすればもっと確率があがる可能性もありますが、とりあえずそのくらいの予後予測率だと考えてください。このように、何かの検査結果が陽性とでた場合（今回の場合、BOPがみられること）に実際に疾患が起こる確率を「陽性的中率」といいます。

一方、4回の来院で1回もBOPがみられなかった場合（0/4群）、その後付着の喪失を起こす確率は1.5%でした。逆にいえば、残りの98.5%の部位で歯周組織が健康状態を維持したということになります。このように、検査結果が陰性とでた場合（今回の場合、BOPがみられないこと）に疾患が起こらない確率を「陰性的中率」といいます。

こうして考えると、BOPは陽性的中率が高くないものの、陰性的中率が高い指標であるといえます。すなわち、BOPが無い限り、付着の喪失が起こらない確率が極めて高いのです。

しかし、今回のデータもそうであるように、BOPは来院時によって＋になったり－になったり変動が大きいです。したがって、特にリスクの高い部位はメインテナンスでの来院ごとにチェックし、歯周組織の健康状態が維持されているかどうか確認することが重要です。

### 4回中すべてBOPがみられた場合（4/4群）
- 付着の喪失 30.0%
- 歯周組織の健康を維持 70.0%

### 4回中1回もBOPがみられなかった場合（0/4群）
- 付着の喪失 1.5%
- 歯周組織の健康を維持 98.5%

ここをメモ！　陰性的中率が高い！

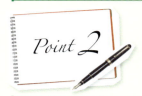

## Point 2　BOPよりも精度の高い指標は今のところない！

　ここまで読んだ方は、さほど精度が高くなさそうなBOPが、検査においてなぜ重要視されるのか疑問に思ったかもしれません。それは、これにとって替わるような精度の高い指標が他に存在しないからなのです。細菌検査にしても歯肉溝滲出液の検査にしても、BOP以上にデータのばらつきが多くなります。また、それらの検査には、ある特定の値を越えたことで疾患であるかないか決定する基準も存在しないのです。

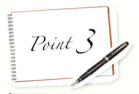

## Point 3　プロービングは、もっとも有効な検査方法といえる！

　プロービングで計測するもう1つの指標に、PPDがあります。BOPと同様に、PPDも陽性的中率が低く陰性的中率が高い指標です。実際、PPDが4mm以下であれば、その後歯周炎が進行しない確率は約90%と高いということが報告されています[3]。まとめると、PPDが4mm以下でBOPがないことが歯周治療のゴール（メインテナンスへの移行）となり得るということです。

　プロービングを1回行えば、BOPとPPDの両方を計測することができます。また、歯周疾患の特徴である「部位特異性（歯面ごとに疾患の進行が異なること）」を考慮すると、全歯面を検査するにはプロービングがもっとも有効な検査方法であるといえます。

### Evidence 2 のまとめ

　繰り返しになりますが、これらの指標はけっして完全なものではありません。一度の検査結果だけに頼るのではなく、歯周組織の状態がどうなっているのか毎回注意深く観察し、経過を追っていくことが必要です。また、過去の資料があったら、その時の状態と比較するのも有効です。それらから得た情報を総合して状況を判断しましょう。

〈Evidence 2の引用文献〉
1. Armitage GC, Svanberg GK, Löe H. Microscopic evaluation of clinical measurements of connective tissue attachment levels. J Clin Periodontol 1977 ; 4(3):173-190.
2. Lang NP, Joss A, Orsanic T, Gusberti FA, Siegrist BE. Bleeding on probing. A predictor for the progression of periodontal disease? J Clin Periodontol 1986;13(6):590-596.
3. Claffey N, Nylund K, Kiger R, Garrett S, Egelberg J. Diagnostic predictability of scores of plaque, bleeding, suppuration and probing depth for probing attachment loss. 3 1/2 years of observation following initial periodontal therapy. J Clin Periodontol 1990;17(2):108-114.

# これも聞きたい！Q&A

> 同じBOPでも、さらさらしているか、ドロっとしているかなどの出血の状態や、出血の量の違いによって留意する点はあるのでしょうか？

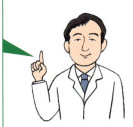

常識的に考えれば、出血量が多いほうが少ない場合よりも炎症は強いと言えるでしょう。また、ドロっとした出血の場合は排膿をともなっていることが考えられるので、より活動性の高い病変である可能性はあります。しかし、BOPで見るのはあくまでも炎症の有無です。したがって、臨床では出血の量や質によって留意点が変わるということは特にありません。

また、歯周ポケットが深くても、ブラッシングやスケーリング等により歯周ポケットの浅い部分の炎症が治まっているような場合には、プロービングで歯周ポケット底部のみで出血してくるので、臨床的に出血がみられるまで少々時間がかかる可能性があります。このようなケースに対応するために、プロービング後10秒間ほど待ってから出血の有無をみるという研究者もいます。

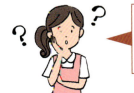

> 再評価の際、深い歯周ポケットは残っていても出血はない場合、どのように理解したらいいのでしょうか？ また、患者さんにはどう説明すればいいですか？

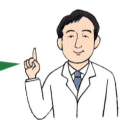

理論的に考えると、歯周ポケットが深くても出血がなければ、臨床的に炎症はないということになります。しかし、歯周ポケットのより深い部分に狭い範囲で炎症が残っていることも考えられます。この場合、歯周基本治療前のデータを比べてどれだけ改善したかどうかを確認したうえで、再度治療をするかそのままメインテナンスに移行するか決定してください。

たとえば、PPDが10mmでBOPがあった部位において、治療の結果PPDが5mmになってBOPも消失したとしたら、治療に反応したと考え、メインテナンスに移行することを選択していいでしょう。しかし、10mmあったPPDが9mmにしかならず、BOPだけ消失したとしたら、歯周ポケットの深い部分に炎症が残っている可能性があるため、再治療の必要性も考えられます。

また、喫煙者の場合は、炎症があってもBOPが生じにくくなっているため、さらに注意が必要です。

## Coffee Break 2
# 臨床パラメータの特徴がわかれば、データの信憑性を判断できる

　歯周治療が奏功するとBOPの頻度が減少し、PPDとCALの数値も低くなります。PPDの減少程度とCALゲインとの関係は、だいたいCALゲインがPPDの減少程度の1/3〜1/2程度です。それを覚えていれば、時々みられる症例や研究データでのおかしな数値に気がつけます。たとえば、対照群のPPDの改善程度が2mm、CALゲインが1mmで、実験群でPPDの改善程度が2mm、CALゲインが2mmとなり、CALゲインが多いので実験群の治療のほうが有効という結論がくだされている論文があったとします。これは実験群のデータのみCALが多く、まったく歯肉退縮を起こさずに治癒したということになるので、歯周組織の治癒を考えた場合、おかしなデータであることがわかります。この場合は、測定にかなりバイアスがあったと考えられ、データの信憑性が疑われます。

　また、症例発表においても、治療前のPPDが3mmでBOPもなかった部位が、治療後にすべて1mmになっているようなものを時々みかけます。写真をみると、歯肉退縮もほとんどしていない。PPDが3mmでBOPがないということは、そもそも臨床的に炎症が生じていないことを示します。そこに治療を加えてなぜ1mmになるのでしょう。また、歯肉退縮がなくPPDが2mm減少したということはCALのみが生じたということになります。このようなことはプラスティックサージェリーを除いては起こりえません。

　このように、PPDとCALについて歯肉退縮を絡めて分析すると、データの信憑性がある程度判断できるようになるので、臨床パラメータの特徴は知っておく必要があります。

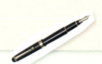
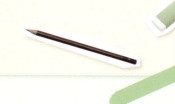

# Evidence 3
# 適切なプロービング圧とは何Nなのか？

今回取り上げるトピックは、適切なプロービング圧とはいったいどのくらいなのかということです。
メインの教材を中心に、複数の文献からその答えを探っていきます。

## プローブによる人体への侵襲は限りなく小さい

　プロービングに関して、「プローブのような鋭利なものをポケットに挿入して害はないか」という疑問がよく挙げられます。プロービングに限らず、何かが身体に侵襲を与えるかどうかを確認するために人体を使って実験することは倫理的に難しい場合が多いです。

　そこで、動物を使った実験によってシミュレーションされます。たとえば、1972年にTaylorとCampbellによって発表された動物実験では、メスで歯肉溝部の歯肉と歯を切り離したところ、5日間で接合上皮による完全な治癒が起こったことが観察されています[1]。メスのような刃物で切開したとしてもこのような治癒が起こるわけですから、プロービングをしても特に大きな問題になるとは思えません。

### 注射も危険とみなしていいの？

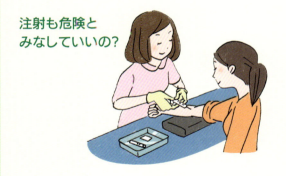

## プロービングを過度に危険視せず、正しい認識をもつことが大事

　以前、あるプレゼンテーションで、プロービング直後に歯周組織に傷ができたという点だけで、あたかもプロービングが危険であるかのように見せていたものがありましたが、それを見た筆者は非常に違和感を覚えました。問題は、その傷が可逆的なものなのか、あるいは非可逆的、つまり歯周組織の破壊を引き起こすものなのかということです。すなわち、一時的に傷ができるかどうかが問題ではなく、傷ができたあとの経過も追う必要があるということです。一時的に傷ができたというだけでその行為が危険だと判断するのであれば、健康診断の採血で注射針を血管に刺入する行為はどうでしょうか。これも傷ができる行為だから危険だといえてしまいます。まったくナンセンスな話です。

　また、「歯周炎など病的な状態になっている箇所にプローブを入れることは良くない」と話す研究者もいました。しかし、よく考えてみてください。プロービングを行ったあとには、当然ながら歯肉縁下のデブライドメントが行われます。場合によっては、歯周外科手術も行われます。歯周組織への侵襲という点だけを考えたら、これらの治療が引き起こすものはプロービングの比ではありません。したがって、プロービングのみを危険視する理由がまったく見当たりません。

　プロービングによる影響を調べた長期的研究は、筆者の知る限りありません。ただ、Axelssonら（2004）はプラークコントロールプログラム

に組み入れた患者を30年間追跡しており、その中でも繰り返しプロービングを行っていますが、30年間で歯が喪失した原因としてもっとも多かったのは、プロービングが関係するとは考えられない「歯の破折」でした[2]。このことからも、よほどやり方を間違えない限り、プロービングが非可逆的に組織破壊を引き起こす可能性は極めて少ないといえるでしょう。プロービングを過度に危険視せずに、正しい認識をもつことが大事です。

**プロービングの結果は、さまざまな要因によって左右されやすい！**

エビデンス2（P.24～30）でもお伝えしたとおり、プロービングは炎症の有無を臨床的に判断するもっとも有効な方法です。しかし、その結果に影響を与える要因がいくつかあります（図3）。

まず、「プローブの挿入方向」が挙げられます。歯軸に対して斜めになるような方向にプローブを挿入すると、PPDが過剰評価されてしまいます。ですので、なるべく歯軸と平行に挿入する必要があります。これは技術的な問題なので、注意すれば問題ないでしょう。次に影響を与える要因は、「歯石」です。特に歯肉縁下に大きな歯石が存在する場合は、プローブが歯石に引っかかってしまうと、PPDが過小評価されることになります。これに関しても、スケーリングを行った後も再度評価することで解決できます。また、「修復物のオーバーハング」も影響しますが、これは事前の擦り合わせなどによって調整することで対処すべ

きです。

この他に、プロービングに影響を与えやすい要因として挙げられるのが、「プロービング圧」と「プローブ先端の直径」です。当然のことながら、プロービング圧が強ければPPDは深く計測されて出血しやすくなりますし、逆に弱ければ浅く計測され、出血も起こりにくいと考えられます。また、同じ圧でプロービングした場合は、プローブ先端の直径が大きいとPPDは浅く測定され、小さいと深く測定されます。

したがって、これらの要因に注意を払いながらプロービングを行うべきなのですが、たとえばマニュアルプローブを使用する限りは、プロービング圧を完全に規格化することは困難です。また、実際に臨床では挿入部位によってはプローブのメモリを1mmも狂わず正確に読み取ることは至難の技でしょう。したがって、通常のプロービングにおいては1mm程度の誤差が生ずることは予想され、また許容範囲であると考えます。これらのことから、多くの研究では歯周炎の悪化の基準として、CALが2mm以上と設定されるのです。とはいうものの、できるだけ再現性の高いプロービングを心がけることは有用なので、そのために、一般論としてプロービング圧をどのくらいにすべきなのか、知っておく必要があります。

それでは、具体的にはどの程度のプロービング圧が適当なのでしょうか。そのことについて調査したのが、今回の教材です。

### 図3　プロービングの結果に影響を及ぼす要因

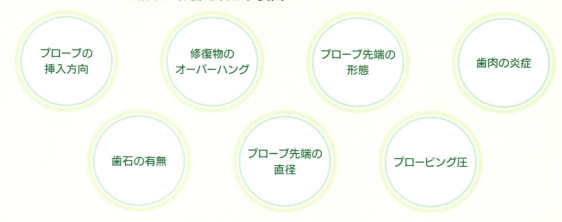

### 今回の教材

# 支持組織が減少しているが健康な歯周組織におけるプロービング時の出血とプロービング圧の関係

Karayianris A, Lang NP, Joss A, Nyman S. Bleeding on probing as it relates to probing pressure and gingival health in patients with a reduced but healthy periodontium. A clinical study. J Clin Periodontol 1992;19(7):471-475.

### ■ 研究目的

慢性歯周炎で支持組織が減少したが、治療によって歯周組織が健康となった患者における適切なプロービング圧を検証すること。

### ■ 研究対象

中等度から重度の歯周炎に対する治療後のメインテナンスに、2〜6年通院していた患者10名。年齢層は36〜69歳。被験者はメインテナンス期間を通じて極めて良好な口腔衛生状態を維持し、歯肉の炎症症状もごくわずかであった。また、期間中に支持組織の喪失がなかったこともPPDやエックス線写真で確認された。

### ■ 研究方法

研究をはじめるにあたって、被験者全員に対し、ラバーカップやMIペーストを使った口腔清掃が行われた。その後、以下の内容を行った。

研究開始時、14日後：
　プラーク指数（PlI）および歯肉炎指数（GI）を記録した（それぞれの指数の定義についてはP.19を参照）。

研究開始2日後、12日後：
　各クアドラント[※3]ごとに、それぞれ0.125N[※4]、0.25N、0.375N、0.5Nと異なるプロービング圧でプロービングが行われた。規格加重エレクトリックプローブ（先端の直径は0.4mm）でプロービングを行った後、BOPの有無を記録した。

### ■ 主な結果

プロービング圧が0.125Nの場合、BOPが起こる頻度は2.5%、0.25Nで4.7%、0.375Nで5.1%、0.5Nで7.9%となった（図4）。また、回帰分析の結果、プロービング圧とBOPの頻度との間に有意な相関がみられた。

※3　4分の1顎。1歯を、上顎右側、上顎左側、下顎右側、下顎左側の4つに分けた場合の1つを指す。たとえば、今回の教材では、上顎右側の歯には0.15N、上顎左側には0.25N、下顎右側には0.375N、下顎左側には0.5Nなどと、1クアドラントごとに異なる圧でプロービングし比較している。
※4　ニュートン（N）は力を表す単位。質量を表すグラム（g）とは意味合いが違うため、厳密には単純換算できないが、ここでは「1N≒102g」と考える。

#### 図4　各プロービング圧におけるBOPの頻度

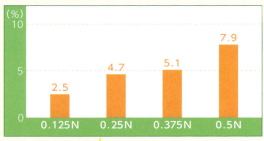

ここをメモ！
プロービング圧が強いほど、BOPが起こる頻度は高くなる！

今回の研究は……

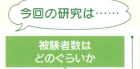

| 被験者数はどのぐらいか | 比較対象が存在するか | グループ分けがランダムにされているか | 盲検化されているか |
|---|---|---|---|
| 10人 | Yes<br>クアドラントごとに異なる圧でプロービング | Yes | 記載なし |

スプリットマウスによる比較研究であるが、評価が断面的で、盲検化に関する記載がなく、クオリティとしては中等度である。

# 適切なプロービング圧は、必ずしも1つではない！

今回の教材でも適切なプロービング圧が何Nであるかについて結論づけられていますが、その内容は100％鵜呑みにできるものではありません。
詳しく解説していきます。

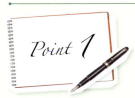

## 「0.25Nを超えるべきではない」という結論だが、若干疑問が残る

今回の研究結果と、同じ研究者によって1991年に発表された研究（Lang ら、1991）の結果[4]を合わせて、この論文の著者たちは、「プロービング圧は0.25Nを超えるべきでない」と結論づけました。すなわち、0.25Nを超えると、歯周組織が健康状態を保っているにもかかわらず、出血が起こる可能性（偽陽性率）が高くなってしまうということです。

1991年の研究では、動的歯周治療によって歯周組織が健康になった歯周炎患者を対象としていますが、平均BOPは0.25Nで0.9％、0.5Nで12.5％、0.75Nで21.3％、1.0Nで36.1％でした[4]。ただしこの研究では、0.125Nや0.375Nといった、今回の研究では挙げられていたプロービング圧について調べられていません。

また、今回の研究結果をみると、0.25Nの場合と0.375Nの場合ではBOPの頻度にさほど違いがないように思えます。さらに、これらの2つの研究では、歯肉の炎症が存在する場合にどれだけ疾患を見逃す可能性があるか等の分析はなされていません。

さらに、この研究では口腔衛生指導により歯肉が健康になったと判断してプロービングが行われていますが、そもそもその判断は本当に正しいのでしょうか。通用は臨床的に問題のない健康な歯肉であっても、病理学的にはごく軽度の炎症細胞浸潤は歯肉に生じており、これが組織と細菌との平衡を保っていると考えられています。したがって、病理的に完全に炎症のない歯肉というのは臨床で再現するのは不可能で、その炎症が防御的にはたらくのか、破壊的な徴候としてみられるのかの境界を判断できる検査が理想です。これらの研究のような断面的な調査でその結論を得るのは不可能で、結局のところ、その後に歯周炎が進行するかどうかを長期的に見ていくしか、それを判別できる方法はありません。しかし、残念ながら今日まで、BOPが見られる歯面の予後をプロービング圧別に分析した研究は存在しません。したがって、「プロービング圧は0.25Nを超えるべきでない」という今回の結論には疑問が残ります。現在得られる最良のエビデンスを得るには、後述のバイオプシーによる研究も含めて総合的に判断する必要があると考えます。

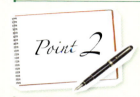

# Point 2 プローブの先端の直径によって、適切なプロービング圧は異なる

　Fowlerら（1982）は先端の直径が0.4mmのプローブを用いて、0.5Nのプロービング圧で歯周治療前後にプロービングを行い、さらに生検（バイオプシー）を行ってプローブがどこまで到達したか組織学的に観察しました[5]。その結果、歯肉に炎症がある状態（治療前）ではプローブは接合上皮の最根尖部（歯周ポケット底部）よりも平均0.5mm深く挿入されましたが、歯肉が健康な状態（治療後）では歯周ポケット底部よりも平均0.7mm浅いところまでしかプローブの先端が到達しませんでした。

　一方、Van der Veldenら（1979）は、先端の直径が0.63mmのプローブを用いた場合、プロービング圧が0.75Nのときにプローブの先端が歯周ポケット底部にもっとも近くまで挿入されたことを報告しています[6]。

　これらの研究結果や、今回取り上げられなかった数多くの文献も含めて総合的に考えると、プローブの先端の直径が0.35～0.4mmの場合は0.25～0.5N、0.63mmの場合は0.5～0.75Nのプロービング圧が最適であると考えられます。プローブの先端の直径によって、適切なプロービング圧が異なるというわけです。

　どのようなプローブを使ったとしても、また、どのような圧を加えたとしても、もっとも重要なことは毎回できるだけ同じ条件でプロービングを行うということです。たとえば、初診時に細いプローブを使ったのに、再評価時に太いプローブを使っては、治療の効果を過大評価することになるでしょう。圧に対しても同様であり、重要なのは「再現性」なのです。

## Evidence 3 のまとめ

適切なプロービング圧はプローブ先端の直径に左右されますが、重要なことは治療前と再評価時で同様の圧でプロービングを行うということです。再現性の高いプロービングを目指してください。

〈Evidence 3の引用文献〉
1. Taylor AC, Campbell MM. Reattachment of gingival epithelium to the tooth. J Periodontol 1972;43(5):281-293.
2. Axelsson P, Nyström B, Lindhe J. The long-term effect of a plaque control program on tooth mortality, caries and periodontal disease in adults. Results after 30 years of maintenance. J Clin Periodontol 2004;31(9):749-757.
3. Karayiannis A, Lang NP, Joss A, Nyman S. Bleeding on probing as it relates to probing pressure and gingival health in patients with a reduced but healthy periodontium. A clinical study. J Clin Periodontol 1992;19(7):471-475.
4. Lang NP, Nyman S, Senn C, Joss A. Bleeding on probing as it relates to probing pressure and gingival health. J Clin Periodontol 1991;18(4):257-261.
5. Fowler C, Garrett S, Crigger M, Egelberg J. Histologic probe position in treated and untreated human periodontal tissues. J Clin Periodontol 1982;9(5):373-385.
6. Van der Velden U. Probing force and the relationship of the probe tip to the periodontal tissues. J Clin Periodontol 1979;6(2):106-114.

# これも聞きたい！ Q&A

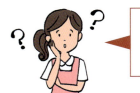

> プロービングを適切な圧で行えているかわかりません。適切な圧かどうか確かめられるような良い方法はありますか？ プロービングに自信をもてるようになるにはどうしたらよいですか？

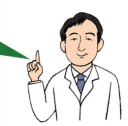

教材を紹介した際にも述べたように、プローブ先端の直径にもよりますが、適切なプロービング圧は0.25～0.5N程度です。この圧を体に覚え込ませる方法としては、はかりを使ってそれぐらいの値を示す程度の力を確認するのが挙げられます。また、熟練した人がプロービングを行った部位をもう一度プロービングさせてもらい、PPDやCALなどの値が一致するかどうか確認するのも良い方法です。

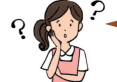

> プローブ先端の直径によって適切なプロービング圧にばらつきがあるということですが（P.35）、プローブ先端の最適な直径というものはありますか？ 細いプローブのほうが圧が弱くなるなら、患者さんが痛がることも少ないのでしょうか？

最適な直径について定義することは難しいですが、筆者の個人的な見解としては、0.35～0.4mm程度の先端が細いものを推奨します。このほうが狭い範囲の歯周ポケットなど病的な部分を見逃す確率が低いと考えるからです。先端が細いプローブの欠点を挙げるならば、少し加減を間違えると先端が深く入り過ぎるため、疾患の過大評価が起こりやすいということです。そうすると、患者さんにとって痛みも生じやすくなるため、注意が必要です。

基本的には、プローブ先端が太い場合は強めの圧で、細い場合には弱めの圧でプロービングすることが大切です。そして、何よりも重要なことは、今自分が使っているプローブの特徴をきちんと理解したうえで、再現性の高い操作を行うことです。

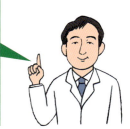

## Coffee Break 3
# プロービングは、点ではなく、面で捉えて実施しよう

　プロービングについて、よく4点法、6点法のような呼ばれ方がされるように、通常は1歯につき4～6歯面にプロービングが行われます。「～点法」というと、なにか点を打つように各歯面にプロービングを行うイメージと思われがちですが、実際はそうではありません。歯面は点でとらえるべきでなく、面でとらえるべきなので、同じ歯面であっても、どこからどこまでポケットが波及しているのかを観察する必要があります。そのために、いわゆる「ウォーキングプローブ」という方法が使われます。具体的には、いったんプロービングした部位から少しずつプローブを移動させて測定します。このことによって、ポケットの見落としを最小限にできます。これを知らないと、「6点法でやるならば、1点ごとにプローブを変えるべきだ」というような勘違いを引き起こしてしまいます。

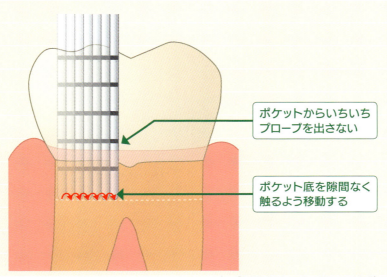

- ポケットからいちいちプローブを出さない
- ポケット底を隙間なく触るよう移動する

（月刊『歯科衛生士』2016年1月号 P.42より転載）

*Evidence* 4

# なぜ歯周治療では ブラッシング指導が重要なのか？

歯周治療において、今やあたりまえのように行われているブラッシング指導。
その有効性はどのように証明されているか、エビデンスレベルの高い教材をもとにご紹介します。

## 一昔前まで、ブラッシング指導の重要性は認識されていなかった

ご存知のとおり、プラークには、歯肉辺縁より歯冠側の歯面に付着している「歯肉縁上プラーク」と、歯肉辺縁よりも根尖側の歯根面に付着している「歯肉縁下プラーク」があります。単純に考えれば、歯周炎によって引き起こされるアタッチメントロスに直接関与しているのは、歯肉縁下プラークの中に存在する細菌です。ということは、はじめから歯肉縁下のプラークさえ除去すれば、歯周炎の問題は解決するのではないでしょうか。あるいは、いきなり歯周外科手術をしてしまってもよいのではないでしょうか。

このような考えで歯周治療がなされていた時代が、日本でも実際にあったようです。筆者の師匠である岡本 浩先生が、スウェーデン・イエテボリ大学のLindhe教授のもとで修行を積んだあと、日本に帰ってきた頃のエピソードがあります。1970年代後半の当時、留学から帰ってきた岡本先生が歯周治療を行うということで、日本国内から見学者が集まり、「いったい先生はどんな斬新な外科手術をするのか」と注目していました。ところが、そんな期待とは裏腹に、検査を済ませた先生がまず言った言葉は、「ブラッシング指導からやります」というもの。その言葉を聞いた見学者は皆笑ったそうです。ちなみに、その頃は日本では歯間ブラシがなく、かわりにパイプの穴を掃除するための道具である「パイプクリーナー」で代用していたそうです。そのため、患者さんにタバコ屋に行って買うように指示すると変な顔をされたとか。現在の歯周治療ではブラッシング指導があたりまえのように行われていますが、30数年前の日本では、このような有様でした。

## 歯周治療がブラッシング指導から始まる理由は？

歯周炎の原因がプラークであることが科学的に証明される以前は、歯周治療の主体は対症療法でした。いきなり歯周外科手術を行ったり、「歯周病は治らない」と諦めてすぐに抜歯して補綴治療が行われたりしていたこともあったのです。確かに、対症療法によって一時的には病状が改善することもあるでしょう。激痛をともなうような類の疾患であれば、一時的な改善も意味がありますが、歯周炎の場合は急発の場合を除いてはほとんどそのような症状はありません。慢性炎症の「一時的な」改善は、長期予後という点で考えるとほとんど無意味です。現在では歯周治療の流れがほぼ確立されていますが、それでも歯周治療のコンセプトを理解していないと、再び間違った治療が施される可能性もあります。

今回は、歯周治療の中でまずブラッシング指導を中心とした歯肉縁上プラークコントロールが徹底される根拠について、教材をふまえて考えていきます。

 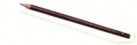

## 今回の教材

# 深い歯周ポケットにおけるスケーリング後の歯肉縁下細菌叢の再集落化

Magnusson I, Lindhe J, Yoneyama T, Liljenberg B. Recolonization of a subgingival microbiota following scaling in deep pockets. J Clin Periodontol 1984;11(3):193-207.

## 研究目的

深い歯周ポケットをともなう部位の歯肉縁下インスツルメンテーション後の、歯肉縁下細菌叢の再集落化（菌が再び集まること）を調査すること。

## 研究対象

歯周炎が進行した患者16名。年齢層は33～63歳（平均年齢43歳）。

## 研究方法

1人につき、PPD6mm以上でBOPがみられる部位4ヵ所が対象とされた。研究開始時に被験者全員にブラッシング指導を1度行い、その後2～4回のアポイントで全顎の歯肉縁下のSRPが行われた。

次に、被験者はグループA（9人）とグループB（7人）の2グループに分けられた。このうちグループAにおいては、研究開始後16週間ブラッシング指導が行われなかった。16週間後に歯肉縁下のデブライドメントが再び行われ、その後ブラッシング指導と1日2回のクロルヘキシジン（以下CHX）による洗口の指示、および2週間に1回の専門家による歯面清掃（以下PTC）が、32週間後まで続けられた。

一方、グループBには32週間、ブラッシング指導、1日2回のCHXによる洗口、2週間に1回のPTCが継続して繰り返し行われた。

研究期間中、両グループにおいて臨床的パラメータ（プラークスコア、歯肉炎指数、BOP、PPD）の記録および細菌検査のための歯肉縁下プラークのサンプリングが行われた。

## 主な結果

グループAでは、研究開始から16週後にブラッシング指導が再開されるまでは、BOPやプラークスコアの改善はみられず、PPDの減少は平均7.2mmから6.0mmにとどまった。また、歯肉縁下プラーク中のスピロヘータまたは運動性桿菌の量と比率は、SRP後にいったん減少したが、8週目までに後戻りが起こった。

一方、グループBでは、プラークスコアは100％から20％以下まで下がり、PPDも平均6.6mmから4.0mmまで改善した。さらに、歯肉縁下プラーク中のスピロヘータまたは運動性桿菌の量および比率も劇的に減少した。

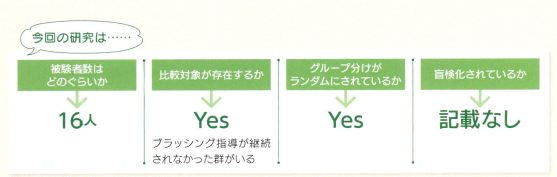

被験者数は16人と少ないが、RCTであり、研究が行われたのが1980年代前半ということを考慮すると、今回の教材はクオリティが比較的高いといえる。

> 解説

# 継続的なブラッシング指導の有効性はきちんと証明されている!

今回の教材でも、ブラッシング指導の有効性がきちんと証明されていました。
ここからわかることについて詳しく解説していきます。

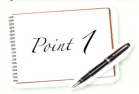

## Point 1 プラークコントロールの質が歯周治療の結果を左右する!

今回の研究では、グループAにおいても、研究開始時に1回はブラッシング指導が行われたものの、その後16週間後までいったん中断されました。その結果、グループBと比較して、臨床的パラメータの改善の程度が低くなりました。つまり、プラークコントロールの質が歯周治療の結果を左右することが示されたのです。

なお、この研究ではブラッシング指導の他に、PTCやCHXによる洗口も2週間間隔で行われています。ただし、先を見据えて最終的に2〜3ヵ月の間隔でメインテナンスを継続することを考えると、歯周治療を開始した最初のうちに患者さん自身による正しいブラッシングの習慣を定着させることが重要であると考えます。

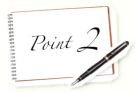

## Point 2 ブラッシング指導は繰り返し継続する必要がある!

今回の研究からもう1つわかることは、ブラッシング指導は繰り返し継続する必要があるということです。先述のとおり、ブラッシング指導を1回だけ行ったグループAでは臨床的パラメータは改善されませんでした。ブラッシング指導は「1回だけでいい」というものではありません。プラークコントロールの質を維持するためにも、患者さんがきちんとブラッシングできているか毎回チェックし、必要に応じてアドバイスしましょう。

また、これはあくまでも筆者個人の考えですが、SRPや歯周外科などの動的な治療を施す前に、後々そのような治療が適応できるかどうかというコンプライアンスをチェックするという意味もあると考えています。

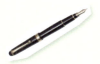
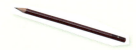

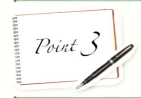

# Point 3 複数の論文に触れてみると、なお良い！

　冒頭で触れた「ブラッシング指導から始める理由」を考慮すると、今回の研究はその根拠を示すものとして直接はあてはまらないかもしれません。グループAにおいても一度はブラッシング指導が行われているからです。どちらかというと、ブラッシング指導を継続することの重要性を示唆しているものといえます。

　ブラッシング指導など歯肉縁上プラークコントロールを行った場合と、行わなかった場合とのSRPの効果を比較した研究は、Smulowら（1983）によって報告されています[2]。そこでは、歯肉縁上プラークコントロールを行った場合のほうが歯肉縁下のスピロヘータや嫌気性菌が減少することがわかっています。この研究はエビデンスとしてあまり質が高くないなどの理由で今回大きくは取り上げませんでしたが、このように複数の研究論文に触れて総合的に解釈することも重要です。

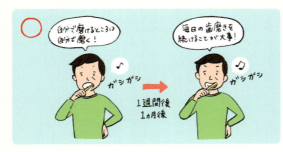
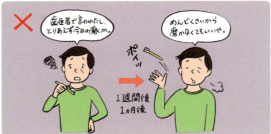

## Evidence 4 のまとめ

　患者さん自身がブラッシングを続けてくれれば、患者さんと術者の両方にとってメリットは大きいです。ブラッシングの重要性についてお互いにしっかり理解したうえで、治療をスムーズに進め、信頼関係を築いてください。

〈Evidence 4の引用文献〉
1. Magnusson I, Lindhe J, Yoneyama T, Liljenberg B. Recolonization of a subgingival microbiota following scaling in deep pockets. J Clin Periodontol 1984;11(3):193-207.
2. Smulow JE, Turesky SS, Hill RG. The effect of supragingival plaque removal on anaerobic bacteria deep periodontal pockets. J Am Dent Assoc 1983;107(5):737-742.

# これも聞きたい！ Q&A

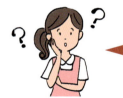

> 患者さんのコンプライアンスを得られるようであれば、歯周治療前ではなく、治療後にブラッシング指導を徹底しても良いのでしょうか。以前、歯肉が引き締まっていないほうがSRPをやりやすいという話も聞いたことがあるのですが……。

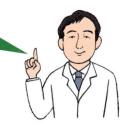

> 基本的には、ブラッシングの状態が改善してからSRPを行うのが理想だと考えています。なぜなら、コンプライアンスが向上するかどうかは、ブラッシング指導を何度か繰り返して初めてわかることだからです。例外的に、紹介患者さんで、紹介元でブラッシング指導がある程度行われていてすでに口腔清掃ができている場合は、早期にSRPを行うことがあります。また、真面目に通っているにもかかわらず、なかなかプラークスコアが下がらない患者さんに対し、炎症症状の改善のため、ブラッシング指導と並行してSRPを行う場合もあります。
> 確かに歯肉が引き締まった状態だと器具が縁下に入りにくくなる場合もありますが、最近は超音波スケーラーの細いチップなども使えるので、対応できると思います。いずれにせよ、重要なことは、SRPに進んでからもブラッシング指導を「続ける」ことです。

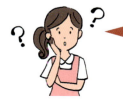

> Point 3（P.41）で「複数の論文に触れて総合的に解釈することも重要」とありましたが、複数の論文に触れていれば、エビデンスとしてあまり質の高くないものでも信用してよい場合もあるのでしょうか。

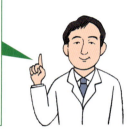

> まず一口に「エビデンスとして質が高くない論文」といっても、データの信憑性がまったくないものもあれば、ある程度のことはいえるが、欠点があるものなどさまざまで、信用してよいかどうかは一概には言えません。たとえば、2本の論文で結果が異なっていて、どちらか一方の質が明らかに低い場合は、そちらの論文のデータの信頼性が低いといえるでしょう。他方、いくつか方法論等で不明確な点があるといった欠点のある論文でも、質の高い複数の研究と一致した見解であれば、参考にできる場合もあるかもしれません。この辺りの判断は、かなり論文を読み込み、理解や解釈が適切にできるような上級者にならないと難しいところです。

## Coffee Break 4
## 同じシステマティックレビューでも違う結論に!?

　システマティックレビューはエビデンスレベルの高い手法で、この形式の論文が数多く発表されています。しかし、必ずしもすべてのシステマティックレビューの信頼性が高いとは限りません。事実、同時期に発表された同じトピックに対するシステマティックレビューでも、結果や結論が異なる場合があります。最近でも、ある治療法について発表されたシステマティックレビュー2本で異なる結果が報告されていました。片方は、ある条件下ではその治療は有効とされ、もう一方では有効性は確認できなかったとされていました。読み手はどちらを信用すればよいのか、混乱してしまいますよね。

　そのような時には、それぞれのレビューの内容を詳細にチェックします。先ほどの例でもよく読んでみると、それぞれ取り上げられた論文の結果が異なっていました。具体的に書くと、一方の論文では、ある特定の論文の結果を含めたメタアナリシスで統計学的有意差が生じたとされていましたが、もう一方の論文では、その論文はメタアナリシスに含まれておらず、有意差は生じていませんでした。その論文を読んでみると、やはりかなりデータにバイアス（偏り）が入っている可能性がある内容でした。また、有効だとするレビューでは、あくまでサブ分析において、中等度の歯周炎の場合のみ有意差が認められていました。通常は、このような治療を適用した場合、重度の歯周炎に対してのほうに有意差がでるはずで、中等度の場合のみ有効ということの信用性、臨床的意義は不明確だと考えました。最終的に、筆者は「有効性は確認できない」と結論付けたレビューのほうが信頼性が高いと判断しました。

　この事例は、下手をすると、「システマティックレビューがあるから」ということで、自分が支持したい治療法に有利なものだけを引用してしまうような事態を生むかもしれません。やはりシステマティックレビューといえども、批判的吟味をしたうえで臨床への応用を考えていくべきでしょう。

# Evidence 5
# もっとも効果的なブラッシング法は何か？

歯周治療に欠かせないブラッシング指導。
では、数あるブラッシング法のうち、どれがもっとも効果的なのでしょうか。
今回はその答えを探っていきます。

## ブラッシング指導で考慮すべきポイントは？

　歯周治療が成功するかは、ブラッシング指導がうまくいくかどうかでその予後が決まると言っても過言ではありません。このブラッシング指導に関する疑問として挙がるのが、「歯ブラシのデザインはどのようなものが良いのか」「どのブラッシング法がより効果的なのか」ということだと思います。

　まず、歯ブラシのデザインですが、残念なことに、日本で市販されている歯ブラシの臨床的効果を比較した研究はほとんどありません。海外で市販されている歯ブラシの臨床的効果を比較した研究はありますが、ここではあまり意味がありません。したがって、製品そのものというよりも、歯ブラシがもつそれぞれの特徴について考えてみることにします。

## 歯ブラシの毛の硬さは、硬毛より軟毛のほうが推奨される

　たとえば、歯ブラシの毛の硬さではどうでしょうか。Niemiら（1984）は、軟毛歯ブラシ（毛の直径が0.15mm）と硬毛歯ブラシ（毛の直径が0.23mm）のそれぞれにおいて、歯磨剤を使用しなかった場合、中等度の研磨性の歯磨剤を使用した場合、研磨性の高い歯磨剤を使用した場合での、バス改良法による歯肉への外傷の程度とプラーク除去効果を比較しました[1]。その結果、硬毛歯ブラシで研磨性が高い歯磨剤を使用した場合で平均9.2部位に外傷が生じ、もっとも多くなりました。反対に、もっとも外傷が少なかったのは軟毛歯ブラシで歯磨剤を使用しなかった場合であり、平均1.2部位でした。

　一方、プラークスコアは硬毛歯ブラシで研磨性が高い歯磨剤を使用した場合が平均0.8ともっとも低く、軟毛歯ブラシで歯磨剤を使用しなかった場合が平均1.2ともっとも高くなりました。この結果だけを見ると、硬毛歯ブラシで研磨性が高い歯磨剤を使ったほうが良いように思えます。しかし、歯肉に対する外傷の程度とプラーク除去効果を照らし合わせてみると、必ずしもそうとはいえません。というのも、硬毛歯ブラシでは軟毛歯ブラシの倍以上の部位に外傷が生じた一方で、プラークスコアの差はわずかとなっています。これらをふまえて、さらに長期的に使用していくことを考慮すると、硬毛歯ブラシの使用はあまり推奨できません。また、歯磨剤についても、使用しない場合でもっとも外傷が少なくなりましたが、だからといって使用しなくてよいというわけではありません。歯磨剤に含まれているフッ素化合物がう蝕の予防に有効だからです。結論としては、軟毛歯ブラシと研磨性が低い歯磨剤を勧めるべきだと筆者は考えます。

## 歯ブラシの形態による違いは、それほどない！

　次に、歯ブラシの形態ではどうでしょうか。Claydonら（2002）はイギリスで市販されている8種類の歯ブラシにおけるプラーク除去効果を比較しましたが、差異はありませんでした[2]。また、Stroskiら（2011）は、小児を対象にした研究で、

毛がまっすぐに配列されて毛先が揃っているもの、まっすぐに配列されているが毛先がギザギザなもの、まっすぐな配列と円状の配列が混合し毛先がギザギザなもの、以上の3種類の歯ブラシにおける臨床的効果を比較しましたが、プラーク、歯肉炎、歯肉への外傷の程度に差はみられませんでした[3]。

中には、特定の歯ブラシが効果的であるとする研究もありますが、企業等が製品の研究開発に携わっている場合もあるため、信憑性はやや疑われます。一般的に、よほど常識外のものでなければ、歯ブラシの形態による臨床的効果の違いはそれほどないと考えてよいでしょう。なお、電動歯ブラシの効果についてはエビデンス6で触れようと思います。

ここからは、今回の本題であるブラッシング法について見ていきます。ブラッシング法というと、ローリング法やバス法、スティルマン改良法、スクラブ法などさまざまなものがありますが、どれがもっとも効果的なのでしょうか。今回は、2種類の歯ブラシを用いて、4種類のブラッシング法の効果を科学的に分析した学術論文をひも解いていきます。

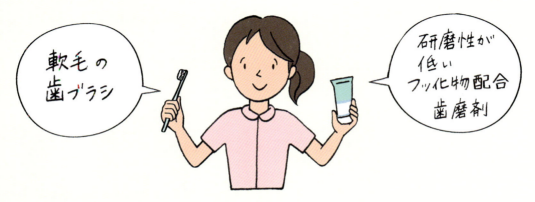

## 今回の教材

### プラーク除去におけるブラッシング法と歯ブラシのデザインの役割

Bergenholtz A, Gustafsson LB, Segerlund N, Hagberg C, Ostby N. Role of brushing technique and toothbrush design in plaque removal. Scand J Dent Res 1984 (4) :344-351.

### ■ 研究目的

毛先の配列が平坦な歯ブラシ(以下S)とV字型の歯ブラシ(以下V)を用いて、バス法、ローリング法、描円スクラブ法、スクラブ法の4種類のブラッシング法のプラーク除去効果を比較する。また、それらの歯間部のプラーク除去効果を評価する。

### ■ 研究対象

歯周治療を受けた患者、歯科学生、インストラクターの計24名(年齢は20〜49歳)。対象者の半分には歯間空隙がある一方で、他の半分は歯周組織の破壊がなかった。

## 研究方法

研究開始前の2～4週間、対象者には口腔衛生が徹底された。そのうえで、以下の2つの実験が行われた。

【実験1】
SとVの効果を比較するために、4週間にわたる実験が行われた。最初の2週間は、ランダムに配当されたSまたはVを用いて、対象者自身による1日2回のブラッシングが行われた。その後、歯肉の健康状態が回復してから、最初の2週間で使用されなかったほうの歯ブラシを用いて、同様のブラッシングがさらに2週間行われた。なお、この間、歯間部用の清掃器具は使用されなかった。

【実験2】
4種類のブラッシング法の効果を比較するために、2週間にわたる実験が行われた。最初の5日間は、訓練された歯科助手2名により、ランダムに配当されたSまたはVで、対象者に対するブラッシングが1日1回行われた。対象者の各クアドラント[※5]ごとに異なったブラッシング法がランダムに行われた。2日あけた後、次の5日間では最初の5日間で使用されなかったほうの歯ブラシを使用して、同様の方法で対象者に対するブラッシングが行われた。なお、この期間中は、対象者自身によるブラッシングは行われなかった。各期間の開始時および終了時にプラーク指数（以下PlI）が記録された（PlIの定義についてはP.19を参照）。

## 主な結果

【実験1】
平均PlIについて、SとVで差異はみられなかった。人によっては、Sのほうが良い結果になったり、Vのほうが良い結果になったりした場合もあった。

【実験2】
専門家によるブラッシングでは、Vを使用したほうが歯間部の清掃効果がやや高かった。しかし、プラークを完全に除去することはできなかった。また、ブラッシング法によるプラーク除去効果の違いはみられなかった（図5）。

結論として、歯ブラシの形態やブラッシング法の違いでプラーク除去効果に大きな差はみられなかった。また、いずれの場合でも歯間部のプラークの取り残しが多かった。

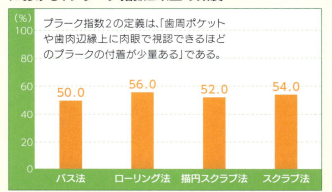

図5 ブラッシングを行った後の対象歯の近心頬側面における、プラーク指数2以上の頻度

ここをメモ！
ブラッシング法による大きな差はみられなかった！

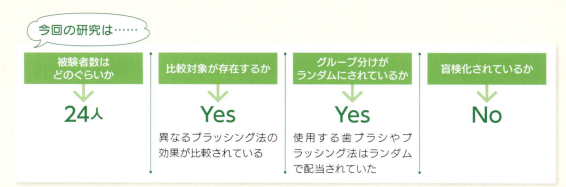

今回の教材は盲検化が徹底できないなどの欠点はあるが、当時の状況からするとエビデンスレベルは比較的高いと言える。

※5 4分の1顎。1歯を、上顎右側、上顎左側、下顎右側、下顎左側の4つに分けた場合の1つを指す。たとえば、今回の教材では、上顎右側にはローリング法、上顎左側にはバス法、下顎右側には描円スクラブ法、下顎左側にはスクラブ法と異なるブラッシング法がランダムに行われている。

解説

# 患者さんごとに合った
# ブラッシング法を選択しよう！

今回の教材から、ブラッシング法による差はみられないことがわかりました。
では、臨床では具体的にどのように応用したらよいのか。
さらに詳しく解説していきます。

## Point 1　プラークを完全に除去できる、唯一のブラッシング法は存在しない！

　今回の教材では、ブラッシング法によるプラーク除去効果の差異はみられませんでした。ただしこの研究では、対象者自身ではなく他人（専門家）によってブラッシングが行われているため、ブラッシング法による効果の違いは比較できても、患者さん自身がブラッシングを行う場合とは状況が異なると思われるかもしれません。

　しかし、対象者自身が行うブラッシングにおける各ブラッシング法の効果を比較した他の研究でも、同じような結果がみられます。Robinson（1976）は学童を対象にした研究で、学童自身にブラッシングを行わせて、バス法、スクラブ法、それらにフロスを併用した場合における臨床的効果を比較しましたが、やはり差異はみられませんでした[5]。また、視覚に障害をもった患者さんを対象にした研究でも、バス法とスクラブ法における効果に差はみられませんでした[6]。さらに、GibsonとWade（1977）は、歯科大生を対象にバス法とローリング法の効果を比較したところ、歯肉に隣接した部位ではややバス法のほうが効果は高かったものの、統計学的有意差はみられなかったことを報告しています[7]。

　これらをふまえると、プラークを完全に除去できる唯一のブラッシング法は存在しないということがわかります。

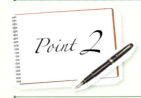

# Point 2 一人ひとりの患者さんに適した方法を選択すべきである！

ただし、状況によっては、それぞれの患者さんに適切なブラッシング法が存在するといえるでしょう。たとえば、ブラッシング時にどうしても力が入ってしまう患者さんにバス法やスクラブ法を指導すると、結果的に歯肉にダメージを与えてしまうかもしれません。このような場合には、ローリング法のほうがより適切かもしれません。あるいは、矯正用のブラケットをつけている場合は、スティルマン改良法やスクラブ法よりもバス法のほうが効果が高かったという報告もあります[8]。

筆者の場合は、歯周病の患者さんに対して、まずバス法で指導します。歯周炎を誘発するプラークは歯と歯肉の境界部に付着しているはずなので、バス法であればそこの清掃に集中できるということが挙げられます。また、方法がシンプルなので、患者さんもブラッシングの習慣を継続しやすいということもあります。

繰り返しになりますが、バス法でなければいけないというわけではありません。結局のところ、それぞれの患者さんに適した方法を選択するのが妥当であると考えます。

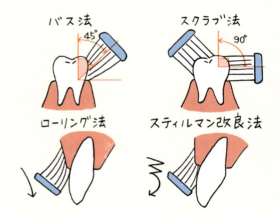

## Evidence 5 のまとめ

1つのブラッシング法に固執せず、どのブラッシング法が一番よいのか、患者さんと一緒に考えることが大切です。

〈Evidence 5の引用文献〉
1. Niemi ML, Sandholm L, Ainamo J. Frequency of gingival lesions after standardized brushing as related to stiffness of toothbrush and abrasiveness of dentifrice. J Clin Periodontol 1984;11(4):254-261.
2. Claydon N, Addy M, Scratcher C, Ley F, Newcombe R. Comparative professional plaque removal study using 8 branded toothbrushes. J Clin Periodontol 2002;29(4):310-316.
3. Stroski ML, de Souza Dal Maso AM, Wambier LM, Chibinski AC, Pochapski MT, Santos FA, Wambier DS. Clinical evaluation of three toothbrush models tested by schoolchildren. Int J Dent Hyg 2011;9(2):149-154.
4. Bergenholtz A, Gustafsson LB, Segerlund N, Hagberg C, Ostby N. Role of brushing technique and toothbrush design in plaque removal. Scand J Dent Res 1984 (4):344-351.
5. Robinson E. A comparative evaluation of the Scrub and Bass Methods of toothbrushing with flossing as an adjunct (in fifth and sixth graders). Am J Public Health 1976(11):1078-1081.
6. Smutkeeree A, Rojlakkanawong N, Yimcharoen V. A 6-month comparison of toothbrushing efficacy between the horizontal Scrub and modified Bass methods in visually impaired students. Int J Paediatr Dent 2011;21(4):278-283.
7. Gibson JA, Wade AB. Plaque removal by the Bass and Roll brushing techniques. J Periodontol 1977;48(8):456-459.
8. Nassar PO, Bombardelli CG, Walker CS, Neves KV, Tonet K, Nishi RN, Bombonatti R, Nassar CA. Periodontal evaluation of different toothbrushing techniques in patients with fixed orthodontic appliances. Dental Press J Orthod 2013(1):76-80.

# これも聞きたい！ Q&A

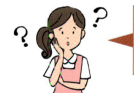

> ブラッシングをするとき、ある程度のブラッシング圧がないと汚れは落ちないと思うのですが、軟毛歯ブラシと硬毛歯ブラシとでそれぞれ圧を変えたほうがいいのでしょうか？

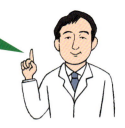

> まず基本的に、硬毛歯ブラシはお勧めしません。P.44で説明したとおり、プラークの除去効果は軟毛歯ブラシより若干高くても、毎日使用することを考えると、歯や歯肉に長期的にダメージを与えると考えられるからです。
> ブラッシング指導の際には、染色液によって赤くなったプラークを実際に患者さん自身のブラッシングで除去してもらってください。そのときに、まずは軽圧で歯ブラシをあててもらって、その後圧の強弱を変えながら、どの程度の圧であればプラークがとれるか実感してもらうのが現実的な指導法と考えます。
> 歯ブラシの硬さによって結果的に圧も微妙に変わってくると思いますが、重要なのはプラークがとれることなので、プラークがとれる最低限のブラッシング圧を目指してください。

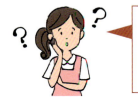

> 歯磨剤は研磨性の低いものを勧めるべきだと書かれていましたが（P.44）、患者さんからは薬局に売っている歯磨剤の研磨性が低いかどうかどのように見分ければいいかわからないと言われることもあります。一般の方でも見分けやすい方法などがあれば教えてください。

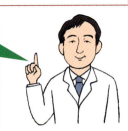

> 研磨性の1つの目安になるのは、RDA値（相対的象牙質摩耗値）です。通常は0～70が低研磨性、70～100が中等度、100～150が高度、150～250は傷害が生じる限界といわれています。すべての歯磨剤のRDA値が公表されているわけではありませんが、製品によっては公表されている場合もあるので参考にするとよいでしょう。

# これも聞きたい！ Q&A

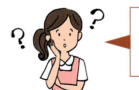

バス法が推奨されていましたが（P.48）、歯周病を有する高齢患者さんで縦磨きだけされている場合でも、バス法に変えてもらったほうがいいでしょうか？

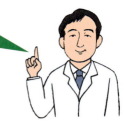

筆者がバス法を指導しているのは、動きが単純でマスターしやすく、かつ歯頸部のプラークを効果的に除去できるからです。患者さんが縦磨きでも圧をコントロールでき、プラークをうまく除去できるのであればそのままでも問題ないと思います。しかし、現状の磨き方でプラークコントロールが良くならないのであれば、方法を変えることも検討すべきです。何法で磨くかというより、実際に磨けているかどうかで今後の指導方針を決定してください。

「食後すぐに磨いてはいけない」と言う患者さんがいますが、実際はどうなのでしょうか。

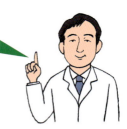

この背景には、近年米国において他の国と比較して酸蝕症の有病率が増えているという事実があります。これはどうやら清涼飲料水の摂取と関係があるようです。したがって、食後のブラッシングについて配慮すべき対象は、酸蝕症の患者さんやそのリスクが高い患者さんということになります。このような人たちの場合、酸性度の高い清涼飲料水などを摂取したら、ある程度時間をおいてからブラッシングをしたほうがよいと考えられています。ほとんどの場合は、特に問題は生じないと考えられます。

## Coffee Break 5
# 歯ブラシの交換時期はどのように判断したらよいか？

　よく挙がる質問として、「歯ブラシはどのくらいの頻度で交換したらよいか」というものがあります。いくつかの臨床研究では、新しい歯ブラシと3ヵ月間使用された歯ブラシのプラーク除去効果に差がないことが報告されています[1,2]。しかし、Tangadeら（2013）は、毎月歯ブラシを交換した場合と、歯ブラシを交換せずに使い続けた場合で100日間比較したところ、40日目ではプラークスコアに差異がありませんでしたが、70日目以降では毎月歯ブラシを交換したグループでプラークスコアが低くなることを報告しました[3]。また、歯ブラシの毛の開きが大きいほうが、開きが小さい場合よりもプラークスコアが高くなる傾向がみられました[3]。

　結論としては、歯ブラシの交換の目安となる万人に共通した一定の期間というものはなく、歯ブラシの毛の開き具合をみて、患者さんごとに交換時期を決めることが妥当でしょう。たとえば、あまりにすぐに歯ブラシをダメにしてしまう患者さんがいた場合は、ブラッシング圧が強すぎる可能性があるので、ブラッシング指導で改善していきましょう。

　歯間ブラシ等の補助器具に関しても同様なことがいえますが、歯間ブラシの毛がほとんど倒れてしまって、歯間ブラシの芯の部分であるワイヤーのところで磨いているようなケースが稀にあります。このような状態は歯を傷害する原因になるので、時々は歯間ブラシ等の状態もチェックすると良いでしょう。

〈Coffee Break 5の引用文献〉
1. Tan E, Daly C. Comparison of new and 3-month-old toothbrushes in plaque removal. J Clin Periodontol 2002;29(7):645-650.
2. Rosema NA, Hennequin-Hoenderdos NL, Versteeg PA, van Palenstein Helderman WH, van der Velden U, van der Weijden GA. Plaque-removing efficacy of new and used manual toothbrushes--a professional brushing study. Int J Dent Hyg (2013)
3. Tangade PS, Shah AF, TI R, Tirth A, Pal S. Is plaque removal efficacy of toothbrush related to bristle flaring? A 3-month prospective parallel experimental study. Ethiop J Health Sci 2013;23(3):255-264.

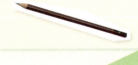

## Evidence 6

# 電動歯ブラシはどのくらい効果的なのか？

今回取り上げるトピックは、電動歯ブラシの効果はどれだけのものかということです。
長期的な研究結果から考察していきます。

### 電動歯ブラシの効果については、患者さんも興味深々！

　ブラッシング指導を行っていると、患者さんから「電動歯ブラシってどうですか？」とよく聞かれると思います。ブラッシング指導をうけてモチベーションがあがった患者さんほど、ブラッシング関係の話題には敏感になっているはずです。電動歯ブラシの有効性についてはCM等でもしばしば宣伝されているので、患者さんとしてはどうしても気になるのでしょう。

　筆者の経験では、電動歯ブラシで非常に良好な口腔清掃がなされている人もいれば、逆に手用歯ブラシから電動歯ブラシに変えてから磨き残しが多くなった人もいます。また、どちらを使ってもほとんど差がない人もいます。はたして、電動歯ブラシの効果はどのようなものなのでしょうか。

### 長期的に見て、電動歯ブラシの効果はどれだけあるか？

　Siciliaら（2002）によって、電動歯ブラシの効果に関するシステマティックレビューが発表されています[1]。この研究は、単純に歯肉出血または炎症の改善度が高かったかどうかで示されています。現在日本で入手できない電動歯ブラシのデータはあらかじめ除いたうえで結果を見ると、反復回転式電動歯ブラシは手用歯ブラシに比べて効果が高かったとする論文が全5本中4本あった一方で、音波式電動歯ブラシの場合は0本でした。これらの結果から、「反復回転式電動歯ブラシの使用は有益である」と結論づけられました。ただし、ここで取り上げられた研究は研究期間が比較的短いです。したがって、より長期的に見たうえで、電動歯ブラシにどれだけの効果があるのか、逆に害がないのかなどを調べる必要があります。

　今回は、スウェーデンのイエテボリ大学とアメリカのフォーサイス研究所との共同による研究をみていきましょう。

#### 今回の教材

### メインテナンス患者における電動歯ブラシとトリクロサンコポリマー配合歯磨剤の組み合わせの長期的な結果

Bogren A, Teles RP, Torresyap G, Haffajee AD, Socransky SS, Jönsson K, Wennström JL. Long-term effect of the combined use of powered toothbrush and triclosan dentifrice in periodontal maintenance patients. J Clin Periodontol 2008;35(2):157-164.

#### 研究目的

　メインテナンスにおいて、電動歯ブラシとトリクロサンコポリマー配合歯磨剤を併用して口腔衛生を行った場合、手用歯ブラシと通常のフッ化物配合歯磨剤を使用した場合よりも臨床的および細菌学的効果が高いかどうかを検証する。

## 研究対象

サポーティブペリオドンタルセラピー（SPT）を歯周炎の治療終了後少なくとも1年以上受けている患者128名（年齢は34～32歳）。

## 研究方法

対象者は、実験群（65人）と対照群（63人）の2グループにランダムに振り分けられた。実験群は、反復回転式電動歯ブラシ（Oral-B®、Gillette社、米国）とトリクロサンコポリマー配合歯磨剤（Total®、Colgate社、米国）でブラッシングを行うよう指示された。一方、対照群は手用歯ブラシと標準的なフッ化物配合歯磨剤（Protection Caries®、Colgate社、米国）を使用しバス改良法でブラッシングするように指導された。両群とも、ブラッシングは1日2回実行された。歯ブラシに加えて、フロス、デンタルトゥースピック、歯間ブラシによる清掃も行われた。今回の研究は3年間続けられた。

SPTは実験開始時（ベースライン、BL）から6ヵ月間隔で遂行された。その際は、ラバーカップと研磨材によるポリッシング、PPD5mm以上の部位に対する歯肉縁下デブライドメントが歯科衛生士により行われた。毎回のSPT時に歯ブラシや歯磨剤等が新たに供給された。

プラークスコア、BOP、PPD、相対的アタッチメントレベル（RAL）が、BL、1年後、2年後、3年後に記録された。また、歯肉縁下プラークのサンプリングが行われ、40種類の細菌の構成が分析された。

## 主な結果

両群において、プラークスコア、BOPの減少が観察された（図6）。また、PPDも両群で平均3.3mmから3.0mmに減少し、6mmを超えるPPDの割合も実験群では4.0％から3.0％に、対照群では3.0％から2.0％に減少した。RALについては、両群とも変化はみられなかった。細菌の総数は両群において減少がみられた。

**すべてのパラメータにおいて、両群間で統計学的有意差はみられなかった。**

### 図6 両群における平均プラークスコアと平均BOP

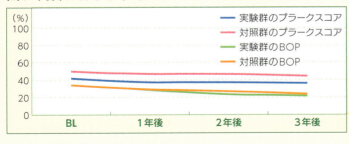

ここをメモ！
両群の有意差はみられなかった！

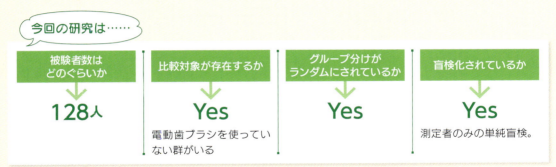

今回の研究はRCTで、しかも3年という長期間でみたデータなので、信頼性は高いと考えられる。

**解説**

# 電動歯ブラシだからといって、絶対に効果があるとはいえない！

今回の教材では、電動歯ブラシと手用歯ブラシの効果に有意差はみられませんでした。
これをふまえて、臨床でどのように応用したらよいか。
詳しく解説していきます。

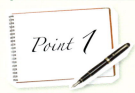

## なぜ電動歯ブラシの優位性がみられなかったのか？

　今回の研究のコンセプトとしては、手用歯ブラシよりも効果の高いはずの反復回転式電動歯ブラシと、標準的なフッ化物配合歯磨剤よりも効果が高いはずのトリクロサンコポリマー配合歯磨剤を使用することで、より高い効果を得ようというものでした。それにもかかわらず、結果的にはその優位性を証明できませんでした。なぜでしょうか。
　1つの理由として、今回の研究では電動歯ブラシや手用歯ブラシの他に歯間ブラシ等の隣接面清掃器具が用いられていたことが考えられます。また、毎回のSPT時に6mmを超える深いポケットに対して歯肉縁下デブライドメントが繰り返し行われたことで、歯周炎の進行が抑制された可能性も否定できません。もしこれらがSPT時に行われていなければ、電動歯ブラシの効果が確認できた可能性もあります。しかし、上述の処置は必ず行うべきことなので、やはり電動歯ブラシの臨床的な意義は見いだせません。

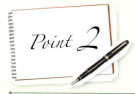

## 電動歯ブラシを使うかどうかより、患者さんのモチベーションが重要！

　しかし、なんといっても今回の研究で差がみられなかったもっとも大きな原因は、3年間という長い観察期間にあるでしょう。多くの患者さんは電動歯ブラシという新しい清掃器具でブラッシングをすることに興味をもつので、使い始めてからしばらくは高い効果を得られるかもしれません。しかし、このような興味本位だけでは、いったん口腔衛生が改善したとしても、あまり長続きしないと考えられます。逆に、今回の研究では対照群においても6ヵ月に1度のSPTで繰り返し口腔衛生指導が行われたことで、モチベーションが維持され、差がみられなかったともいえるかもしれません。
　結局のところ、電動歯ブラシを使うかどうかということよりも、SPTにおいてはいかに患者さんのモチベーションを維持、あるいは高めていくかということのほうが重要な要素といえるでしょう。このようなことは、長期的な研究を通して初めてわかることであるともいえます。

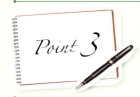

# Point 3 患者さんに電動歯ブラシを勧めるべきか？

　以上の結果をふまえたうえで、冒頭で触れたように患者さんから電動歯ブラシの有効性について質問されたらどのように答えれば良いのでしょうか。今回の研究では、対照群と比較して電動歯ブラシの優位性がみられなかった、つまり差がなかったということですが、逆にいえばデメリットもあまりないともいえます。したがって、患者さんの口腔衛生に対する興味を高めるという意味では、電動歯ブラシを使っても構わないと答えていいと思います。

　ただし、手用歯ブラシでうまく磨けている患者さんであれば、わざわざ電動歯ブラシに変える必要はありません。また、電動歯ブラシを使うからといって、歯ブラシの当て方をいい加減にしていいというわけでもありません。電動歯ブラシを使用する場合であっても、各歯面に磨き残しがないようにしっかりブラシを当てる必要があることも強調すべきです。

　また前述したように、人によって向き不向きもあります。結局のところ、個人の必要に応じて、電動歯ブラシを使用するかどうかを決めるようにしたほうがよいでしょう。

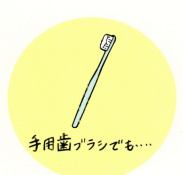
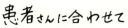
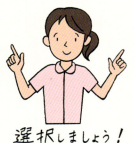
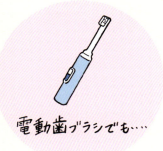

## Evidence 6 のまとめ

　短期的に見れば、電動歯ブラシには口腔清掃の効果を上げる可能性があり、患者さんのモチベーションを一時的に上げるには有効なので、使用してもいいでしょう。しかし、長期的に見る場合、電動歯ブラシを使うかどうかよりも、患者さんのモチベーションを維持するほうが重要であることを心に留めておくべきです。

〈Evidence 6の引用文献〉
1. Sicilia A, Arregui I, Gallego M, Cabezas B, Cuesta S. A systematic review of powered vs manual toothbrushes in periodontal cause-related therapy. J Clin Periodontol 2002;29 Suppl 3:39-54; discussion 90-91.
2. Bogren A, Teles RP, Torresyap G, Haffajee AD, Socransky SS, Jönsson K, Wennström JL. Long-term effect of the combined use of powered toothbrush and triclosan dentifrice in periodontal maintenance patients. J Clin Periodontol 2008;35(2):157-164.

# これも聞きたい！ Q&A

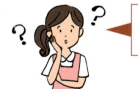

> セルフケアが不十分な人以外で、電動歯ブラシを使わないほうがよいケースはありますか？

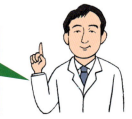

> 明らかな禁忌は特にありません。ペースメーカーを使用している患者さんに対して、ペースメーカーへの悪影響を心配される場合がありますが、これも学術的には否定されており[1]、今のところ悪影響の報告もありません。

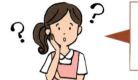

> 反復回転式の電動歯ブラシは効果があるということでしたが（P.52）、音波式電動歯ブラシの効果はないのでしょうか？　患者さんに勧めるなら反復回転式がよいですか？

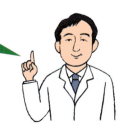

> 音波式の効果がないというわけではありません。しかし、プラーク除去効果の観点からいうと、一般的に言って反復回転式のほうが効果が高いという結果が報告されているということです。しかし、長期使用による歯質への障害については別の話になりますし、患者さん自身の好みや使い勝手もあるので、一概に反復回転式のほうがよいとも言い切れません。患者さんの特徴を考えて総合的に判断してください。

# これも聞きたい！ Q&A

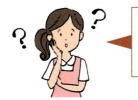

電動歯ブラシにはどんな歯磨剤がよいのでしょうか？ 現在は患者さんに専用の歯磨剤を勧めているのですが、やはり専用のものがよいでしょうか？

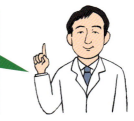

電動歯ブラシ用に研磨性や飛散性を抑えている歯磨剤であれば、使い勝手や歯に対するダメージの点から使用することを勧めます。ただし、ブラッシング時に歯磨剤を使うもっとも大事な理由は、フッ化物によるう蝕予防効果です。電動歯ブラシ用であれ、必ずフッ化物が配合されているものを使用するべきであると考えます。

電動歯ブラシを使い続けていると、歯肉退縮や歯が削れてきて知覚過敏の原因になりますか？ 最近では、力を入れ過ぎるとランプが点くものもあるようですが。

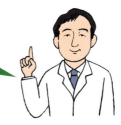

適切に使用していれば、手用歯ブラシと比べて歯肉退縮や歯の磨耗が起こりやすいということはありません。今回教材としてとりあげた論文の中でも、被験者に電動歯ブラシで1日に2回、3年間ブラッシングさせましたが、重篤な副作用は報告されませんでした。また、歯肉退縮が増加するという所見もありません。むしろ、軟毛タイプのブラシを用いた反復回転ブラシを使用することにより、手用歯ブラシよりもプラスティックサージェリー後の歯肉退縮が少なかったというデータもあります[2]。このデータだけで電動歯ブラシのほうがよいともいいきれませんが、重要なことは、手用歯ブラシの場合と同様に、来院ごとに歯肉や歯の状態を確認しつつ、適切な圧で行うようにブラッシング指導を続けることです。

〈Q&Aの引用文献〉
1. Miller CS, Leonell FM, Latham E. Selective interference with pacemaker activity by electrical dental devices. Oral Surg Oral Med Oral Pathol Oral Radicl Endcd 1998;85(1):33-36.
2. Acunzo R, Limiro i E, Pagni G, Dudaite A, Consonni D, Rasperini G. Gingival Margin Stability After Mucogingival Plastic Surgery. The Effect of Manual Versus Powered Toothbrushing: A Randomized Clinical Trial. J Periodontol 2016;87(10):1186-1194.

## Coffee Break 6
# 臨床的な考え方と基礎医学的な考え方

　ある学会で、GTRとエナメルマトリックスタンパク（以下EMD）の効果を比較した研究について、ある基礎研究者が「このようなメカニズムの違うものを比較する意味はあるのか？」という質問をしていたのを目にしたことがあります。たしかに、GTRは遮断膜により機械的に上皮の埋入を防ぐ方法である一方、EMDは前駆細胞を選択的に歯根表面に誘導し、分化、増殖を促進する方法と考えられているため、メカニズムは違います。なるほど、それが基礎医学的な視点なのだなと思いました。しかし、臨床的な視点からすると、メカニズムが違おうが、ゴールが一緒であれば、比較検討の対象になり得るのです。

　たとえば、東京から大阪に行くのにどのようなルートがあるでしょうか。飛行機か新幹線で考えたとします。その時に考えるのは、時間、目的地へのアクセス、費用などを比較検討して最終的にどちらかに決めるでしょう。ゴールは一緒なのですから、比較は可能です。しかし、それに対して「空を飛ぶ飛行機と線路を走る新幹線を比較する意味はあるのか？」という質問がきたら、幾分トンチンカンなように思えます。純粋に性能を比較するというならば、確かに意味がないでしょう。しかし、実践ということを考えると、飛行機と新幹線の比較は意味があるわけです。

　臨床に携わる者にとって、基礎医学的な考え方では切り口が違うため、かみ合わないことも多々ありますが、深く考察すると興味深い発見もあるかもしれません。

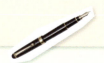
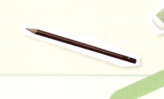

*Evidence* **7**

# 歯間部の清掃で もっとも効果的な方法はどれか？

今回取り上げるトピックは、歯間清掃器具の臨床的効果はどれほどのものかということです。システマティックレビューをひもとき、複数の論文からその答えを探っていきます。

## 磨き残しがもっとも多いのは歯間部である

歯周治療で来院する患者さんの多くは十分なブラッシングを行えていません。磨き残しは、歯頸部、特に舌側面にもみられますが、もっとも多いのが歯間部の歯面です。いくらブラッシング指導をしても、この部分のプラークはなかなか除去しきれない場合がほとんどです。事実、Bergenholtzら（1984）の論文では、訓練された歯科助手によって対象者に対し歯ブラシを使った適切な方法でブラッシングが行われたにもかかわらず、歯間部の清掃は不十分だったという所見が報告されています（詳細はP.46を参照）[1]。

## 疫学的にも歯間部の清掃状況は良くない

さて、歯科医院に来院する患者さんに限らず、一般市民において歯間部の清掃はどの程度なされているのでしょうか。これについて、日本で詳細に調べられた疫学調査はあまりないため、少し古いデータですが、1980年代に茨城県牛久市で一般市民を対象に行われた疫学調査をご紹介します[2]。それによると、頬側面、舌側面、隣接面のうち、隣接面のプラークスコアが他の歯面よりも高く（**図7**）、多くの人に磨き残しがみられました。また、隣接面においてはアタッチメントレベルも高値でした。したがって、歯間部は磨き残しが多いというだけでなく、歯周炎そのものの好発部位でもあるわけです。

もちろん、これは20年以上前のデータなので、現在ではもっと改善されているとは思います。しかし、一般市民においてもこれだけ磨き残しが多いということは気に留めておかなければなりません。ましてや、歯周炎に罹患し歯科医院を訪れる患者さんについては、状況はもっと悪いと考えていいでしょう。

**図7 一般市民のプラークスコアの平均値**

ここをメモ！
隣接面がもっとも高い！

（文献2より引用改変）

凡例：頬側面／舌側面／隣接面

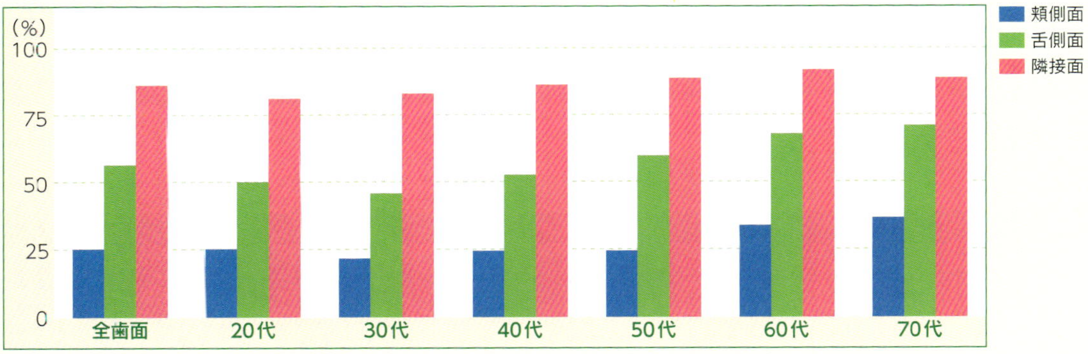

## 歯間部のプラークは歯間清掃器具で除去するのが確実！

疫学データや日常の臨床経験からもわかるように、歯ブラシのみで歯間部のプラークを除去することはなかなか困難です。ですが、人によっては、歯ブラシを歯間部に押し込んで磨く方法を推奨する場合もあるようです。この方法を行えば、歯間乳頭部の歯肉が回復し、歯間空隙が埋まるということですが、これに関してはきちんとしたデータが示されているわけではありません。どのようなケースにこの方法を適用したらよいのか、その場合どの程度歯間乳頭部の歯肉が回復するのかは、成功例だけのプレゼンテーションではまったくわかりません。すなわち、このような清掃法は試みとしては良いかもしれませんが、学術的にはまったくエビデンスがないため、普遍性があるとはいえません。

一般論をいえば、やはり歯間ブラシや、フロス、トゥースピック等の歯間清掃器具を補助的に用いることが歯間部のプラークを除去する確実な方法と考えます。その中で、より効果的なのはどの器具でしょうか。そのエビデンスを求めるために、今回の教材をご紹介したいと思います。

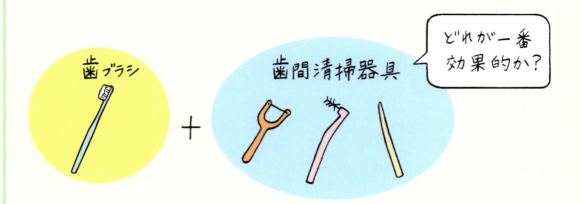

### 今回の教材

## プラークと歯周組織の炎症を示すパラメータに対する歯間ブラシの効果：システマティックレビュー

Slot DE, Dörfer CE, Van der Weijden GA. The efficacy of interdental brushes on plaque and parameters of periodontal inflammation: a systematic review. Int J Dent Hyg 2008;6(4):253-264.

### 研究目的

歯間ブラシ（IDB）を通常の歯ブラシと併用した場合と、歯ブラシのみ、または他の歯間清掃器具を用いた場合において、プラークや歯周組織の炎症を示す臨床パラメータへの効果を評価する。

### 研究方法

まず、今回の研究目的を達成するための論文を選択するための作業がなされた。文献検索サービスであるMEDLINE-PubMedとCENTRALを用い、1965年から2007年11月までに公表された比較研究が検索された。検索用のキーワードとして、「interproximal cleaning device（歯間清掃用具）」「interspace brushes（歯間

ブラシ）」「gingivitis（歯肉炎）」「periodontitis（歯周炎）」「periodontal pocket（歯周ポケット）」「bleeding on probing（プロービング時の出血）」「removal of interdental plaque（歯間部のプラーク除去）」などの用語が用いられた。

論文を選択する適格基準は、RCTもしくは比較臨床試験であること、被験者の年齢が18歳を超えていること、被験者は全身的に健康であること、IDBによる介入があること、IDBを使用するのに十分な歯間空隙があること、評価に使用されたパラメータはプラーク・出血・歯肉炎・ポケットの深さであること、ヒトを用いた研究であることだった。

文献の検索後、2名のレビュアー（論文を審査する人）によってまず論文のタイトルと抄録が、その後論文全文が適格基準を満たしているかチェックされた。さらに、選択された論文の参考文献の中にも適格基準を満たしている論文があるかチェックされた。

また、選択された論文において、研究デザイン、評価期間、被験者の医学的・歯周病学的状態、被験者の平均年齢と年齢の範囲、性別、研究期間の開始時における口腔衛生状態、IDBの介入タイプ、喫煙、業者からの資金提供、異質性（違いがあるかどうか）が調査された。さらに、研究方法のクオリティについては、ランダム化の方法、盲検化、フォローアップ期間中における対象者のドロップアウト、プラーク指数と歯周病パラメータに基づいて評価された。

適格基準を満たした論文の中で、対象者自身による歯間部のプラーク除去についてIDBを用いた場合と比較対象となる方法との比較が、平均値と標準偏差を計算することにより行われた。

## 主な結果

ヒットした論文中、最終的に9本の論文が選択された。これらの論文の異質性はすべて高かった。

IDBを用いた場合にプラークスコアが有意に改善したものは、歯ブラシのみと比較した研究3本のうち2本、フロスとの比較が行われた研究8本のうち5本、木製トゥースピックと比較した研究2本のうち1本であった（**表5**）。歯間ブラシの効果が比較対象よりも低かったとする論文はなかった。また、歯肉炎の改善度については、歯ブラシのみと比較した研究1本で有意差がみられた。歯周ポケットの減少度は、フロスとの比較が行われた研究3本のうち2本で、IDBのほうが有意に効果が高いという結果となった。

結論として、**IDBと歯ブラシとを併用した場合、歯ブラシのみを使用した場合と比較して、より効果的にプラークを除去できることが明らかになった。また、IDBはフロスや木製トゥースピックよりもより効果的にプラークを除去でき、フロスよりもより効果的にポケットを減少させることも示された**。しかし、歯肉の炎症については結論がでなかった。

### 表5 IDBと他の方法との比較結果

| 参考文献の番号[※6] | プラークスコアの改善度 | 歯肉炎の改善度 | 出血の改善度 | 歯周ポケットの減少度 | 比較対象 |
|---|---|---|---|---|---|
| ⑥ | + | + | 0 | □ | 歯ブラシのみ |
| ⑦ | + | 0 | □ | □ | 歯ブラシのみ |
| ① | ? | □ | □ | □ | 歯ブラシのみ |
| ⑨ | 0 | 0 | 0 | □ | フロス |
| ⑤ | + | □ | 0* | + | フロス |
| ⑧ | + | □ | □ | □ | フロス |
| ② | + | □ | 0* | + | フロス |
| ⑦ | + | □ | □ | □ | フロス |
| ③ | + | □ | □ | □ | フロス |
| ⑥ | 0 | 0 | □ | □ | フロス |
| ④ | 0 | 0 | 0 | 0 | フロス |
| ③ | + | □ | □ | □ | 木製トゥースピック |
| ① | ? | □ | □ | □ | 木製トゥースピック |

+ IDB使用群で効果が有意に高い
? 結論がでていない
0 統計学的有意差なし
□ データなし
\* 論文で分析した指数が2種類あった（たとえば、⑤の文献では「出血の改善度」を調べるのに「Bleeding on probing」と「Eastman interdental bleeding index」の2種類の指数を用いている）

※6 文献番号は以下のとおり。
①Bassiouny と Grant（1981）[4]
②Christouら（1998）[5]
③Gjermo と Flötra（1970）[6]
④Noorlin と Watts（2007）[7]
⑤Jackson ら（2006）[8]
⑥Jared ら（2005）[9]
⑦Kiger ら（1991）[10]
⑧Rösing ら（2006）[11]
⑨Yost ら（2006）[12]

**ここをメモ！**
プラークスコアをはじめ、各項目でIDBの効果の高さが示されている！

解説

# 歯間部清掃のスタンダードな方法は、やっぱり歯間ブラシ

今回の教材では、IDBの有効性が明確に示されていました。
これをふまえて、臨床でどのように応用したらよいか。
詳しく解説していきます。

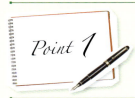

## Point 1 システマティックレビューによって一般化された情報が得られる！

　今回の教材もそうですが、システマティックレビューのように内容がまとまった論文を読む限り、歯間部の清掃についてIDBと他の方法を比較した際、IDBのほうがより効果が高いという結果は圧倒的に多くありました。一方、他の方法のほうがより効果が高いという結果は、どの臨床パラメータにおいても示されていません。このことから、歯間部の清掃に対してIDBを使うことはやはり有効であり、これがスタンダードな方法といえます。

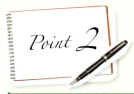

## Point 2 システマティックレビューは「りんごとオレンジを一緒にする」

　しかし、システマティックレビューにも問題点はあります。というのも、取り上げられている論文がすべて同じプロトコール（手順）のもとで行われているわけではないということです。患者の選択基準、ブラッシング指導の頻度、使用された指数、対象者の特徴など、同じRCTでもそれぞれ異なっているわけです。このように、似ているが異なるものを一緒に分析することを「りんごとオレンジを一緒にする」とよく例えます。これは、システマティックレビューの問題点として指摘されています。

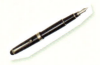
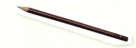

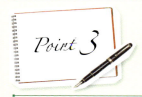

# セルフケアは単純な方法から始め、必要に応じてIDB等も足していくべし！

 結局のところ、エビデンス5、6で取り上げたブラッシング法や電動歯ブラシと同様に、歯間部清掃用器具についても、患者さん一人ひとりの必要に応じて選択することが重要といえます。

 たとえば、歯周炎患者さんが来院してブラッシング指導を開始したとします。筆者の場合、最初のうちは歯ブラシのみで指導を行っています。日々のセルフケアは極力単純なほうが良く、歯ブラシのみで十分に清掃ができるのであれば、それがベストであると考えるからです。また、歯間ブラシ等の補助器具が必要な場合であっても、ブラッシングの方法や複数の補助器具の使い方等を一度に勧めるやり方にはあまり賛成しません。一度に多くの課題を課せられると、患者さんが負担に感じてしまうかもしれないからです。したがって、ブラッシング指導の回数を重ねていく過程で、必要になった場合に補助器具の使用を加えていくことが妥当な方法と考えます。

 また、IDBがどうしても入らないような状況では、フロスやシングルタフトブラシも有効な場合もあるでしょう。ただし、筆者の経験上、歯間空隙の開いた歯周炎患者さんでは、IDBが不要だったというケースは数えるほどしかなかったことも付け加えておきたいと思います。

## Evidence 7 のまとめ

 歯周炎患者さんの歯間部の清掃方法としては歯間ブラシがスタンダードであることを念頭におきつつ、そのときの患者さんの必要性に応じた方法を指導すべきです。

〈Evidence 7の引用文献〉
1. Bergenholtz A, Gustafsson LB, Segerlund N, Hagberg C, Ostby N. Role of brushing technique and toothbrush design in plaque removal. Scand J Dent Res 1984;92(4):344-351.
2. Okamoto H, Yoneyama T, Lindhe J, Haffajee A, Socransky S. Methods of evaluating periodontal disease data in epidemiological research. J Clin Periodontol 1988;15(7):430-439.
3. Slot DE, Dörfer CE, Van der Weijden GA. The efficacy of interdental brushes on plaque and parameters of periodontal inflammation: a systematic review. Int J Dent Hyg 2008;6(4):253-264.
4. Bassiouny MA, Grant AA. Oral hygiene for the partially edentulous. J Periodontol 1981;52(4):214-218.
5. Christou V, Timmerman MF, Van der Velden U, Van der Weijden FA. Comparison of different approaches of interdental oral hygiene: interdental brushes versus dental floss. J Periodontol 1998;69(7):759-764.
6. Gjermo P, Flötra L. The effect of different methods of interdental cleaning. J Periodontal Res 1970;5(3):230-236.
7. Noorlin I, Watts TL. A comparison of the efficacy and ease of use of dental floss and interproximal brushes in a randomised split mouth trial incorporating an assessment of subgingival plaque. Oral Health Prev Dent 2007;5(1):13-18.
8. Jackson MA, Kellett M, Worthington HV, Clerehugh V. Comparison of interdental cleaning methods: a randomized controlled trial. J Periodontol 2006;77(8):1421-1429.
9. Jared H, Zhong Y, Rowe M, Ebisutani K, Tanaka T, Takase N. Clinical trial of a novel interdental brush cleaning system. J Clin Dent 2005;16(2):47-52.
10. Kiger RD, Nylund K, Feller RF. A comparison of proximal plaque removal using floss and interdental brushes. J Clin Periodontol 1991;18(9):681-684.
11. Rösing CK, Daudt FA, Festugatto FE, Oppermann RV. Efficacy of interdental plaque control aids in periodontal maintenance patients: A comparative study. Oral Health Prev Dent 2006;4(2):99-103.
12. Yost KG, Mallatt ME, Liebman J. Interproximal gingivitis and plaque reduction by four interdental products. J Clin Dent 2006;17(3):79-83.

# これも聞きたい！ Q&A

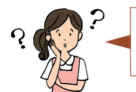

> 歯周炎患者さんの歯間部清掃におけるスタンダードな補助用具は歯間ブラシということですが、歯間ブラシが入らない場合以外で「こんなときにはフロスが有効」という状況はありますか？

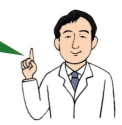

> 隣接面接触点付近の汚れの除去にはフロスが有利と考えられます。また、叢生などの歯列不正の場合などでも有効な場合があります。
> しかし、フロスは使い方を間違えると歯肉を痛めることになるので、十分注意してください。

> 歯間ブラシの為害性についても知りたいです。

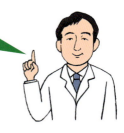

> たとえば、歯間ブラシの毛がダメになってしまっているのに使い続けて、ほとんど金属性の芯の部分を歯に当てているような状態で磨き続ければ、歯質に傷害を与えます。交換時期には注意しなくてはいけません。また、サイズの選択を誤らないことも重要です。
> しかし、適切に使えば、重度の歯周炎患者さんに歯間ブラシはとても有効で、それ自体を薦めることはごく標準的なことです。否定する理由は何もありません。筆者自身もほとんどの患者さんに歯間ブラシを勧めて治療に成功していますし、欧米の専門機関でも同様です。

## Coffee Break 7
# 「$p < 0.05$」の意味

　論文を読んでいると、「$p$値」という言葉が頻出することに気がつくと思います。このＰはもともと「probability」の頭文字をとったもので、直訳すると「確率」という意味になります。統計用語では、この場合に確率という言葉は使わず、危険率という言い方をすることがあります。そして、多くの場合、それが5％(場合によっては1％)を基準として統計学的有意差があったかどうか判断するわけです。この場合の5％や1％を有意水準といいます。それが論文では「$p < 0.05$」といった具合に表記されるわけです。これが意味するところはズバリ、「その差が偶然生じた確率が5％未満」ということです。つまり、「95％以上の確率でその差は偶然ではないのだから、有意差があるといえるだろう」という考え方なのです。

　もう一つよくある誤解ですが、$p$値が5％を超え、統計学的有意差が見られなかった場合、比較対象となった数値は「同じ」あるいは「同等」と言えるでしょうか。答えはNOです。この場合の解釈は、あくまで「差があるとは言えない」ということであり、有意差がないことが同じということを意味するわけではありません。

　しかし、最近アメリカ統計学会からある声明がだされました。簡単に書くと、「科学的な結論を、$p$値だけに依存するべきではない」という内容です。今までは$p$値によって最終的な結論を出していたのですが、これからはその限りではないということのようです。今のところ歯科の論文でこの声明を考慮したものはあまり見当たりませんが、数年後、統計の解釈についてなんらかの変化が起こるかもしれません。

# Evidence 8
# 化学的プラークコントロールはどのくらい効果的なのか？

今回取り上げるトピックは、歯磨剤や洗口剤による化学的プラークコントロールの効果はどれほどのものかということです。エッセンシャルオイルに関する効果を調べたランダム化比較研究から考察していきます。

> **化学的プラークコントロールについては、歯科衛生士も患者さんも関心高い！**

　歯周治療における患者さん自身によるプラークコントロールの有効性はすでに本書でも述べてきました（詳細はエビデンス4参照）。基本的に、プラークは歯ブラシ等で機械的に除去するものです。しかし、患者さん全員が上手に磨けるようになるとは限りません。むしろ、プラークを100％落とせるという患者さんは稀だと思います。

　そこで、「歯ブラシによる機械的なプラークの除去だけでなく、歯磨剤や洗口剤の薬効成分でもっとプラークがつかないようにできないか」と考える歯科衛生士は多いでしょう。また、これらについて「どんなものを使ったらよいか」と患者さんから質問されることもしばしばあると思います。歯磨剤や洗口剤の薬効成分によるプラークコントロールを「化学的プラークコントロール」といいます。今回は、これに焦点をあてていきます。

> **市販の歯磨剤のエビデンスは少ないが、フッ化物配合のものを勧めるべき**

　まず、歯磨剤の効果はどうでしょうか。残念ながら、日本で市販されている歯磨剤のほとんどはその効果について論文で公表されていません。

　少なくとも言えることは、エビデンス5でも取り上げたように、歯磨剤に研磨剤が配合されていることでプラーク除去効果が高まるということです。そして、もっとも重要なことは、「フッ化物」が配合されているかどうかということです。歯周

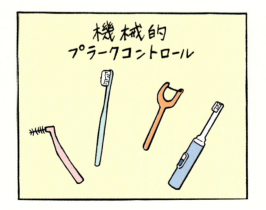

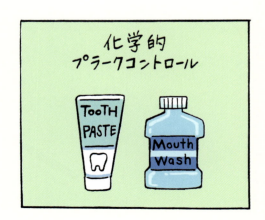

病患者さんの多くは歯根露出を起こしているため、根面う蝕の予防も重要になります。したがって、患者さんから歯磨剤を使うべきかどうか聞かれたら、う蝕予防効果が期待できるフッ化物が配合されている歯磨剤を使用するように筆者はお勧めします。歯磨剤の成分を確認して、フッ化ナトリウムやモノフルオロリン酸ナトリウムなどのフッ化物が配合されているものを患者さんに使ってもらうようにしましょう。

### 洗口剤に関するエビデンスも少ないが、リステリン®は効果は知られている

歯磨剤と同様に、洗口剤に関しても日本で市販されているものは研究結果が公表されていない場合がほとんどであるため、分析困難です。

ある程度効果があり、欧米と国内で共通して使われている代表的な洗口剤はリステリン®です（ただし、含有成分は似ていても濃度等が異なる可能性は否定できません）。その有効成分は、チモール、メントール、ユーカリプトール、サルチル酸メチルで、いわゆるフェノール系の薬剤です。この製品のプラーク形成抑制効果や歯肉炎抑制効果はよく知られています。

歯肉炎抑制効果に関する文献をみると、たとえばAxelssonとLindhe（1987）はパラレルデザイン（P.13参照）の研究で、歯肉炎患者に対する、リステリン®、プラセボおよび0.1％または0.2％のクロルヘキシジン（CHX）の効果を比較しました[1]。その結果、リステリン®またはCHXを使用した群でプラークスコアと歯肉炎指数が有意に改善したことが報告されました。一方、筆者らはクロスオーバーデザイン（P.13参照）の研究で、リステリン®、CHX、生理食塩水について比較した結果、リステリン®はプラークや歯肉炎の抑制効果が高いことがわかりました[2]。このように、リステリン®はさまざまなデザインの研究によりプラークや歯肉炎の抑制効果が証明されています。

### 歯周炎予防においても洗口剤は効果を発揮するのか？

しかし、ここで考えなければならないのは、これまでご紹介してきたものを含め、多くの研究では「歯肉炎」をエンドポイントとしているということです。しかし、もっと知りたいのは「歯周炎」の予防、つまり最終的に歯の喪失の予防に洗口剤は効果的かということです。これを知るためには、評価項目として歯の喪失あるいはPPD、CALなどが含まれている研究をチェックする必要があります。それを調べたのが今回ご紹介する教材（パラレルデザイン）です。

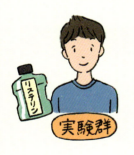
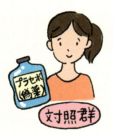
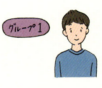

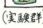

### 今回の教材

## SPTを受けている患者におけるエッセンシャルオイルによる洗口の臨床的、細菌学的効果に関する二重盲検、ランダム化比較研究

Cosyn J, Princen K, Miremadi R, Decat E, Vaneechoutte M, De Bruyn H. A double-blind randomized placebo-controlled study on the clinical and microbial effects of an essential oil mouth rinse used by patients in supportive periodontal care. Int J Dent Hyg 2013;11(1):53-61.

### 研究目的

SPTを受けている患者において、自身による機械的プラークコントロールの補助としてのエッセンシャルオイル（リステリン®）による洗口の効果を臨床的、細菌学的に評価すること。

### 研究対象

慢性歯周炎の治療後、SPTのために年に2～4回通院している患者50名。

### 研究方法

対象者はエッセンシャルオイル（以下EO）を使用する群（実験群）と、プラセボ洗口液を使用する群（対照群）にランダムに割りつけられた。両群ともに、1日2回の洗口が行われた。

研究開始時（ベースライン、以下BL）と3ヵ月後に、歯肉炎指数（GI）、プラーク指数（PI）、PPD、CAL、BOPが測定された。また、歯肉縁下プラークが採取され、各種細菌がリアルタイムPCRにより定量された。また患者のコンプライアンス、満足度、副作用なども記録された。

### 主な結果

研究終了後、実験群の人数は23名（平均年齢57歳）、対照群は21名（平均55歳）であった。実験群において、GIは平均0.6から0.3に、PlIは平均1.3から0.6に、BOPは平均39％から21％に有意に改善した。対照群も、GIは平均0.5から0.3に、PlIは平均1.0から0.7に、BOPは平均38％から25％になり、群間での差異はみられなかった。PPD（図8）とCALは両群で変化が無かった。細菌学的にも変化や差異はみられなかった。なお、EOの使用による副作用等は確認されなかった。

結論として、**SPT期間中のコンプライアンスが高く口腔衛生状態の良い患者において、EOによる洗口の有益性はみられなかった。**

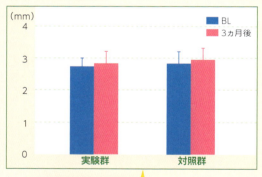

図8 PPDの変化

**ここをメモ！** 両群の有意差はほとんどみられない！

#### 今回の研究は……

| 被験者数はどのぐらいか | 比較対象が存在するか | グループ分けがランダムにされているか | 盲検化されているか |
|---|---|---|---|
| **50人**<br>最終的には44人だった | **Yes**<br>エッセンシャルオイルを使っていない群がいる | **Yes** | **Yes** |

今回の研究はRCTであり、研究としてのクオリティは高いが、実験期間が短いのが欠点である。

**解説**

# 洗口剤がどのぐらい有効なのかを知り、正しく使用することが大事！

今回の教材では、洗口剤の有益性はみられませんでした。
これをふまえて、臨床でどのように応用したらよいか。
詳しく解説していきます。

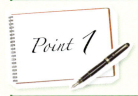

## 「エッセンシャルオイルが歯周炎予防に効果的」という根拠は得られなかった

　前述したように、洗口剤に関する多くの研究では「歯肉炎」をエンドポイントとし、それらに対して効果があることは証明されています。しかし、もっと興味深いのは「歯周炎」に対する予防効果があるかということです。歯肉炎と同じように、歯周炎もプラークが原因の炎症性疾患ですので、そういう意味では間接的には効果があるともいえるかもしれません。しかし、歯周炎のエンドポイントを用いて評価されている研究で効果が証明されなければ、効果があるとは言い切れません。

　今回の研究では、歯周炎の代理エンドポイントであるPPD、CAL、BOPも含まれています。残念ながら、このうちPPDとCALでは対照群との有意差がみられませんでした。つまり、EOが歯周炎の予防に効果的であるという根拠は得られなかったのです。

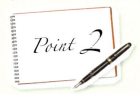

## 機械的プラークコントロールはあらゆる化学的プラークコントロールに勝る

　今回の研究の特筆すべき点は、GIやPlIにおいても対照群との差異がみられなかったことから、プラークや歯肉炎に対するEOの有効性も示されなかったということです。その理由は、おそらく患者自身による機械的プラークコントロールの水準の高さにあると考えられます。

　たとえば先述のように、実験的歯肉炎のような、まったく機械的プラークコントロールをしない状態であれば、EOのプラーク抑制効果はみられます。また、機械的清掃がうまくいっていない患者さんの場合は、EOを使ったほうがより高い効果が得られるかもしれません。しかし、患者さん自身によるブラッシングの水準が十分に高いのであれば、EOをはじめ洗口剤を補助的に使うことの有益性はほとんどなくなるといえます。したがって、現状ではあらゆる化学的プラークコントロールよりも機械的プラークコントロールの効果が勝るということになります。

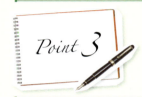

# Point 3 エッセンシャルオイルの安全性は高いと考えられている

　一部の研究では、アルコール含有洗口剤の長期使用と口腔がんとの関係が懸念されています。用法通りに使用すればまず問題ないのですが、心配な場合はアルコールフリーのものを使用するという選択肢も考えられます。

　しかし、今回の教材でも示されているように、一般的にはEOは副作用が少なく、安全性は高いと考えられます。したがって、洗口剤によって患者さんが爽快感を得られ、ブラッシングに対するモチベーションがさらに高まるのであれば、使用しても良いと考えます。ただし、洗口剤はあくまでブラッシングの補助です。洗口をすることで安心してしまい、ブラッシングがおろそかになってしまってはかえって逆効果です。

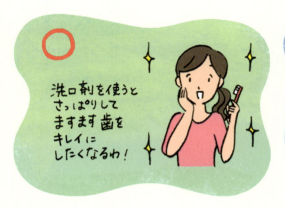
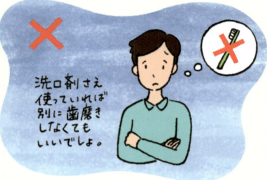

## Evidence 8 のまとめ

　エッセンシャルオイルをはじめ、多くの洗口剤はプラークや歯肉炎に対しては抑制効果がありますが、歯周炎に対する効果は不明です。機械的なプラークコントロールはあらゆる化学的プラークコントロールに勝ることを、つねに意識しておきましょう。

〈Evidence 8の引用文献〉
1. Axelsson P, Lindhe J. Efficacy of mouthrinses in inhibiting dental plaque and gingivitis in man. J Clin Periodontol 1987;14(4):205-212.
2. Sekino S, Ramberg P. The effect of a mouth rinse containing phenolic compounds on plaque formation and developing gingivitis. J Clin Periodontol 2005;32(10):1083-1088.
3. Cosyn J, Princen K, Miremadi R, Decat E, Vaneechoutte M, De Bruyn H. A double-blind randomized placebo-controlled study on the clinical and microbial effects of an essential oil mouth rinse used by patients in supportive periodontal care. Int J Dent Hyg 2013;11(1):53-61.

# これも聞きたい! 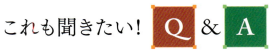 Q & A

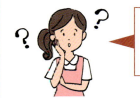

エッセンシャルオイル（EO）の使用頻度として1日2回と書かれていますが、どのタイミングで使うのがもっとも有効でしょうか。また、EOの使用後、何分程度は飲食を避けるよう指導すべきでしょうか。

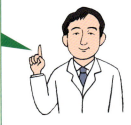

まず、洗口剤にプラーク形成抑制効果を期待したい場合、その有効成分に必要な性質として、抗菌作用の他に、「substantivity」というのがあります。これは簡単にいうと「いかに長く口の中に残っているか」という性質です。たとえば、クロルヘキシジンと縁下セチルピリジニウムでは、抗菌作用自体はさほど変わりませんが、substantivityが違うため、臨床ではクロルヘキシジンのほうが効果が高くなります。クロルヘキシジンの場合、口腔内に約半日残っていると考えられているので、1日2回の洗口が推奨されています。EOの場合も、複数の有効成分が含まれていますが、クロルヘキシジンよりもsubstantivityが劣ると考えられています（正確な時間は不明です）。そのため、文献によっては1日3回の洗口が推奨されている場合もあります。したがって、どのタイミングというよりも、なるべく洗口の時間があかないように洗口を行うのが理想的です。

EOの場合は、使用後の飲食の制限等はとくに論じられていませんが、あくまで一般論として、使用後30分～1時間は飲食を避けたほうが良いでしょう。

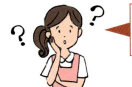

EOは刺激が強いということもあり、「洗口＝水ですすぐだけ」の患者さんが多いのですが、それでも有効でしょうか。

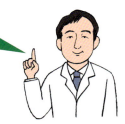

基本的に水そのものには機械的に何かを洗い流す効果はあっても、抗菌効果は期待できません。したがって、水そのものの効果はありません。しかし、今回取り上げた論文のように、機械的な口腔清掃の水準が高い場合は、補助的な薬剤の使用はほとんど不要ですので、水ですすぐだけで十分と考えられます。

## Coffee Break 8
# 細菌学だけで歯周病を語れない理由

　歯周病の原因は細菌性プラークです。したがって、臨床において、細菌検査を使って診断することは妥当な考え方のように思えます。しかし、現在でも細菌検査は歯周炎を検査するスタンダードな方法にはなっておりません。なぜなのでしょうか。

　理由はいろいろとありますが、まずは、歯周病が常在菌による感染だということが挙げられます。たとえば、普段体にいない菌が感染して初めて成立する疾患であれば、細菌検査が有効でしょうし、病原菌に対して有効な抗菌薬を処方することが治療方針になります。しかし、常在菌による感染の場合、星の数ほどいる口腔内細菌のなかから、どの細菌が悪さをしたか特定するのは非常に困難です。また、おそらく混合感染であるとも考えられています。さらに、常在菌の中には同定すらされていないものもたくさんあり、それらがどのように影響しているのかもまったくわかりません。あたりまえのように「病原菌」、あるいは「原因菌」とよばれている菌も、実はそれらが単体で歯周病を起こせるかどうか、はっきりわかっていないのです。しまいには、歯周炎の初期から中等度、重度に移行する間に、主な役割を果たす細菌種も変わってくる可能性があります。

　また、サンプリングの問題もあります。多くの場合ペーパーポイントで採取しますが、はたしてペーパーポイントに付着したものが、ポケット内の菌叢を正確に反映しているのでしょうか。また、浸出液が多い場合、ペーパーポイントは軟化してしまい、ポケット底部まで到達させることはまず不可能となります。現状では、「正確なサンプリング方法が存在しない」ことも大きな問題点なのです。

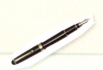
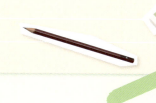

*Evidence* **9**

# 非外科的歯周治療は
# どのくらい効果的なのか？

今回取り上げるトピックは、歯肉縁下のプラークコントロールにおける
非外科的歯周治療の効果はどれほどのものかということです。
歯周外科手術の効果との比較がなされたシステマティックレビューをひもときます。

## 深い歯周ポケットでは、歯肉縁上のプラークコントロールの効果に限界あり

　歯肉炎であれば歯肉縁上のプラークコントロールだけでも十分改善されますが、歯周炎の場合はその限りではありません。Westfeltら（1998）は、重度慢性歯周炎の患者さんにおいて、実験群に対しては歯肉縁下デブライドメントを行い、その後2週～3ヵ月に1回歯肉縁上のプラークコントロールを続けました[1]。対照群では歯肉縁下デブライドメントは行われず、歯肉縁上のプラークコントロールのみが行われました。その結果、実験群において、治療前のPPDが7mm以上あった部位で2mm以上のアタッチメントロスが生じたのはたった3％でした。一方、対照群では、なんとPPDが7mm以上あった部位の32％で同様のアタッチメントロスが生じました。このことから、深い歯周ポケットの場合には、やはり歯肉縁上のプラークコントロールだけでは不十分であることがわかります。ブラッシングやポリッシングでもある程度歯肉縁下のプラークは除去できますが、その深さはせいぜい縁下3mm程度までに限定されます。したがって、歯肉縁上のプラークコントロールとは別に、歯肉縁下のプラークや歯石もきちんと除去する手段が必要です。その中でも今回は、非外科的歯周治療について見ていきます。

## 大臼歯以外では、非外科的歯周治療の高い効果がみられた！

　非外科的歯周治療は外科的な侵襲が少なく、結果として歯周外科治療よりも歯肉の退縮が少なくて済むという利点がありますが、歯肉縁上の場合のようにプラークや歯石がとれたかどうか視覚的に確認することができません。このような盲目的な方法ではたしてどの程度の効果が得られるのでしょうか。

　非外科的歯周治療に関しては、Barderstenら（1984）のグループによって行われた研究が有名です[2]。この研究では、重度慢性歯周炎の患者49名において、PPD 5～12mmの切歯、犬歯、小臼歯を対象に、口腔衛生指導と歯肉縁下デブライドメントを含めた非外科的歯周治療が行われました。その結果、治療前のPPDが大きいほど、治療後の歯肉退縮およびCALゲインが大きくなることが観察されました。また、治療前の状態にかかわらず、BOPの頻度は15～20％にまで減少しました。この結果は非外科的歯周治療に関する研究としてはかなり良好であり、術者の熟練度の高さがうかがえます。この結果から、Barderstenら（1984）は「非外科的歯周治療が効果的ではなくなるような特定のPPDは存在しない」と結論づけました。

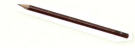

### 根分岐部がある大臼歯の場合、非外科的歯周治療だけでは治療困難！

しかし、大臼歯、特に根分岐部がある歯面となると少々話が違ってきます。ClaffeyとEgelberg（1994）は慢性歯周炎の患者さんの大臼歯を含めた全顎に非外科的歯周治療を行い、その後42ヵ月間観察しました[3]。その結果、大臼歯以外の歯と大臼歯の平滑面では治療結果が一致していましたが、大臼歯の根分岐部病変がある歯面ではアタッチメントロスが生じました。したがって、根分岐部のように解剖学的な問題がある場合は、その他の場合と同様の反応を示さない可能性があり、何らかの特別な配慮が必要とも考えられます。

### 歯周外科手術に比べて、非外科的歯周治療はどの程度効果があるのか？

前述のBarderstenら（1984）の研究では、「非外科的歯周治療の限界となる閾値は存在しない」という結論でした。しかし実際には、非外科的歯周治療だけでは治癒が不十分であるケースを私たちはよく経験しています。ここで考えなければならないのは、歯周外科との兼ね合いです。歯周外科手術と比較して非外科的歯周治療はどの程度効果があるのか、どの程度になったら歯周外科手術の適応と判断すべきなのか、今回の教材をつうじて見ていきましょう。

### 今回の教材

## 慢性歯周炎の治療としての歯周外科手術と非外科的歯周治療の効果に関するシステマティックレビュー

Heitz-Mayfield LJ, Trombelli L, Heitz F, Needleman I, Moles D.A systematic review of the effect of surgical debridement vs non-surgical debridement for the treatment of chronic periodontitis.J Clin Periodontol 2002;29 Suppl 3:92-102.

### 研究目的

慢性歯周炎における歯周外科手術と非外科的歯周治療のCAL、PPDに対する効果を評価すること。

### 研究対象

慢性歯周炎における歯周外科手術と非外科的歯周治療の効果を12ヵ月以上の観察期間で評価したRCTが、MEDLINE、COHGなどのデータベースで検索された。その後、3名のレビュアーにより論文のスクリーニング、抽出、質の評価が行われた。今回の主要評価項目はCALとPPDとした。

### 主な結果

検索によりヒットした599本の抄録から、6本のRCTが選択され分析された。メタアナリシスの結果、治療12ヵ月後の成績において、研究開始時にPPDが6mmを超えていた部位では、歯周外科手術のほうが非外科的歯周治療と比較してPPDの減少で0.6mm、CALゲインで0.2mm多かった（**P.75図9**）。また、PPDが4〜6mmだった部位では、非外科的歯周治療のほうがCALゲインは0.4mm多く得られたが、PPDの減少は0.4mm少なかった。そして、PPDが1〜3mmだった部位では、歯周外科手術のほうがCALゲインは0.5mm少なかった。**さらに、5年間の長期間の研究結果では、歯の喪失の頻度および歯周炎の進行に関して、両者で同様の傾向がみられた。**

### 図9 研究開始時にPPDが6mmを超えていた部位に対する非外科的歯周治療および歯周外科手術のCALゲインの差を示すフォレストプロット

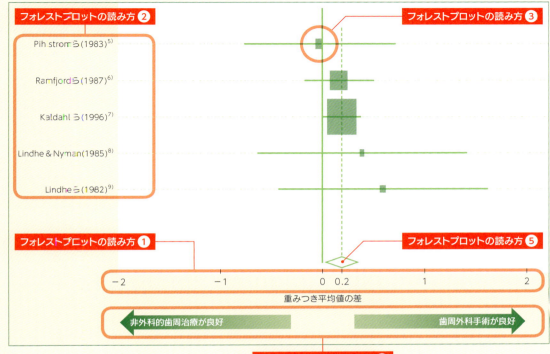

### フォレストプロットの読み方❶

横軸には「重みつき平均値の差」の値が示されています。研究によってN数は異なりますが、通常N数が少ない研究は信頼性が低いと考えられます。したがって、N数の異なる研究結果を合わせて単純平均するのは正しい方法ではありません。そこで、N数の多い研究の比重を高くするために重みをつけます。各研究における対照群との差を分散（ばらつきを示す指標）で割ったものを重みとし、計算します。

### フォレストプロットの読み方❷

縦軸にはそれぞれの論文の著者と発表された年号が示されています。

### フォレストプロットの読み方❸

グラフ内でそれぞれの論文の対応する高さのところには、研究結果が四角形の図と水平な線によって表されています。今回の場合、研究開始時にPPDが6mm超えていた部位において非外科的歯周治療および歯周外科手術のCALゲインの差を示しています。四角形の中心部が平均値を、水平線が95％信頼区間（真の差を95％の確率で含む範囲）を表しています。四角形が大きければ大きいほど、その論文に含まれていたN数が多かったことを表しています。

### フォレストプロットの読み方❹

今回の場合、それぞれの四角形が横軸の0よりも左にあれば「非外科的歯周治療が良好」、右にあれば「歯周外科手術が良好」であることを意味します。

### フォレストプロットの読み方❺

縦軸の論文を、N数を考慮して重みをつけたうえで平均したものが、グラフ内の最下層にある「菱形」の部分です。菱形の中心がすべての論文のデータを総括した平均値を示し、ひし形の左端と右端がすべての論文のデータを統合した値の95％信頼区間を示します。今回の場合、菱形は横軸の0よりも右に位置し、その中心は約0.2mmのところにあるので、歯周外科手術のほうが非外科的歯周治療よりも0.2mm多くCALゲインが得られたことを意味します。したがって、深い歯周ポケットの場合、歯周外科手術のほうが良好な成績が得られるということになります。

**解説**

# 非外科的歯周治療は効果的で低侵襲なので、まずはこれで治癒を目指そう！

今回の教材では、非外科的歯周治療と歯周外科手術との
効果にはほとんど差がなかったといえます。
これをふまえて、どのように臨床で活かしたらよいのか。
詳しくみていきましょう。

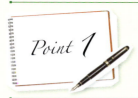

## Point 1　歯周外科手術と同様に、非外科的歯周治療も有効である！

　今回の教材において、研究開始時にPPDが6mmを超えていた部位では、歯周外科手術のほうが非外科的治療と比較してPPDの減少で0.6mm、CALゲインで0.2mm多いという結果が明らかになりました。ただし、PPDの減少で0.6mm、CALゲインで0.2mmの差というのは臨床的に考えるとそれほど大きいものではないようにも思えます。たとえば、PPDが7mmあった部位が歯周外科手術により1.5mmのCALゲインが得られるとすると、非外科的歯周治療でも1.3mmのCALゲインが得られるということになるわけです。

　また、長期的な予後に差異がないことが示されていることも考え合わせると、非外科的歯周治療は慢性歯周炎の治療に有効な方法であるといえます。以前、非外科的歯周治療は「初期治療」と呼ばれ、歯周外科手術に入るまでの前処置として炎症をコントロールするための治療のように位置づけられていました。しかし、今回の教材が示すように、非外科的歯周治療だけで歯周炎が改善し、メインテナンスに移行することも可能なわけです。近年、「初期治療」よりも「歯周基本治療」という呼び名がよく使われるようになっているのはこのためだと考えられます。

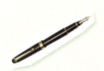
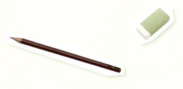

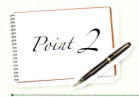

# まずは非外科的歯周治療による治癒を目指そう!

　治療前のPPDが大きいほど歯周外科手術のほうが治療成績が良くなるのは事実ですが、非外科的歯周治療で改善が得られるのも事実です。今回の教材でも、たとえば研究開始時のPPDが4〜6mmあった部位では、非外科的歯周治療のほうがCALゲインは多くなっています。PPDの改善度は歯周外科手術のほうが多く得られていますが、平均0.4mmの違いです。健康PPDの基準は4mmなので、多くの場合において非外科的歯周治療で解決すると考えられます。

　結局のところはBardersten ら(1984)が示したように、非外科的歯周治療の限界となる閾値は定めることはできません。このことは、最初に侵襲の少ない非外科的歯周治療から歯周治療が始まることの根拠になり得るわけです。冒頭でも述べたように、根分岐部のような解剖学的な問題がある場合は例外ですが、ほとんどのケースでは、まず非外科的歯周治療による治癒を目指すべきでしょう。

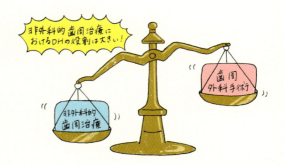

## Evidence 9 のまとめ

　メタアナリシスによる分析結果でも非外科的歯周治療が慢性歯周炎の治療に有効であることが明らかとなっています。もちろん患者さん自身によるプラークコントロールがともなってこそはじめて言えることですが、いずれにせよ歯科衛生士が行える業務の範疇で歯周炎の問題の大半を解決することができるわけです。

〈Evidence 9の引用文献〉
1. Westfelt E, Rylander H, Dahlén G, Lindhe J. The effect of supragingival plaque control on the progression of advanced periodontal disease. J Clin Periodontol 1998;25(7):536-541.
2. Badersten A, Nilveus R, Egelberg J. Effect of nonsurgical periodontal therapy. II. Severely advanced periodontitis. J Clin Periodontol 1984;11(1):63-76.
3. Claffey N, Egelberg J. Clinical characteristics of periodontal sites with probing attachment loss following initial periodontal treatment. J Clin Periodontol 1994;21(10):670-679.
4. Heitz-Mayfield LJ, Trombelli L, Heitz F, Needleman I, Moles D. A systematic review of the effect of surgical debridement vs non-surgical debridement for the treatment of chronic periodontitis. J Clin Periodontol 2002;29 Suppl 3:92-102.
5. Pihlstrom BL, McHugh RB, Oliphant TH, Ortiz-Campos C. Comparison of surgical and nonsurgical treatment of periodontal disease. A review of current studies and additional results after 6 1/2 years. J Clin Periodontol 1983;10(5):524-541.
6. Ramfjord SP, Caffesse RG, Morrison EC, Hill RW, Kerry GJ, Appleberry EA, Nissle RR, Stults DL. Four modalities of periodontal treatment compared over five years. J Periodontal Res 1987;22(3):222-223.
7. Kaldahl WB, Kalkwarf KL, Patil KD, Molvar MP, Dyer JK. Long-term evaluation of periodontal therapy: I. Response to 4 therapeutic modalities. J Periodontol 1996;67(2):93-102.
8. Lindhe J, Nyman S. Scaling and granulation tissue removal in periodontal therapy. J Clin Periodontol 1985;12(5):374-388.
9. Lindhe J, Westfelt E, Nyman S, Socransky SS, Heijl L, Bratthall G. Healing following surgical/non-surgical treatment of periodontal disease. A clinical study. J Clin Periodontol 1982;9(2):115-128.

# これも聞きたい！Q&A

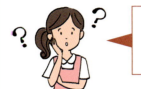

「まずは非外科的歯周治療から」ということでしたが（P.77）、術者の技術によって結果も大きく異なると思います。技量が足りない場合、早めの外科的治療への移行も考慮していくべきなのでしょうか。

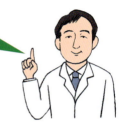

基本的に、技量が足りない状態で治療に携わるというのは望ましくありません。ただ、新人などの場合、どうしてもベテランと比べて技量が落ちることは現実としてあります。ただ、だからといって早期に外科手術を行うということには賛成しません。なぜなら、基本治療には単にプラークを除去すること以上に、治療を通じて患者さんのモチベーションやコンプライアンスを高めていく意味もあるからです。コンプライアンスの低い患者さんに治療を行っても、その後の治療はけっしてうまくいきません。技量が低くても、その分治療に時間をかけたり、一度の治療で改善しなくても繰り返し行ったりするなどして、カバーするほうが良いでしょう。

非外科的歯周治療から外科的治療へ移行する基準やポイントはありますか？

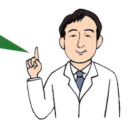

エビデンス9の内容のとおり、とくに絶対的な基準は存在しません。PPD5〜6mmを境に外科処置のほうがアタッチメントゲインが多くなるという説もありますが、それでも非外科的歯周治療でロスが起こるというわけではなく、絶対的な基準とはならないと考えます。
結局のところ、外科の適応は、基本治療を徹底的に行ってもどうしても改善しない部位やまったく反応しなかった部位、ということになります。ただし、プラークコントロールが悪いせいで基本治療がうまくいかなかった場合は、間違っても外科的治療を行ってはいけません。かえって逆効果になります。

## Coffee Break 9

# 根分岐部病変の治療方針は
# 現在どうなっている?

　根分岐部病変の治療は、歯周治療でももっとも困難な治療の1つで、専門医の間でも治療方針について意見が分かれます。筆者がスウェーデンにいた時に、根分岐部病変の治療について統一見解を得るため、会議が行われたことがありました。具体的には、まず何症例かがプレゼンされた後、それをどのように治療するか意見を交わす方式でした。ある先生は、「私は抜歯する。経験上だが、このようなケースにインスツルメンテーションをするとかえって悪化させてしまうことがあるから」と主張しました。それに対して、別の先生からは「根分岐部といっても、要は歯根と歯根の間の病変。たとえば、前歯部の歯間部に病変があったら抜歯するだろうか」「第二大臼歯を抜いてしまうと、第一大臼歯との間に歯間ブラシを入れられなくなるので、なるべく保存すべきだ」といった意見もありました。約2時間議論が続き、最終的な治療方針は「抜歯」と「インスツルメンテーションによる保存」の2つに絞られました。そこで全員に挙手を求めたところ、結果は半分半分。結局、統一した見解は得られませんでした。

　一方で、歯根分割抜去という意見はまったくでませんでした。少なくとも、基本的な治療方針として、保存する場合であっても極力分割はせず、歯質を保存するということは一致していたのです。したがって、根分岐部病変が残存したままメインテナンスを続けるケースが以前より増えつつあるということがいえますし、メインテナンスにあたって、歯科衛生士が大臼歯の解剖学的形態を熟知していることが重要になります。

# Evidence 10
# 縁下のインスツルメンテーション、どの器具がよい?

今回は、歯肉縁下のインスツルメンテーション用の器具がトピックです。
メインの教材を中心に複数の文献を参照しながら、
効果、効率、侵襲度……さまざまな観点から最適な器具に迫ります。

### 術者の技術はもちろん大切!

　目視することのできない歯肉縁下のインスツルメンテーションでは、術者の技術の熟練度がその結果を左右します。たとえばBrayerら(1989)は、抜歯適応の歯を抜去する前に、歯周病専門医と2年目の研修医にSRPを行わせ、抜去した後の歯石の残存率を比較しました[1]。その結果、PPDが7mm以上の歯面にフラップを開けないでSRPを行った場合に、研修医の担当したほうに歯石が数倍多く残っていたと報告しています。やはり治療を適切に行うためには、それなりの経験やトレーニングが必要なことがわかります。

　では、器具ではどうでしょうか。用いる器具によってもインスツルメンテーションの結果は違ってくるものなのか、検討してみましょう。

### 手用スケーラー、超音波スケーラーは沈着物の除去に有効

　歯肉縁下のインスツルメンテーションには従来、手用スケーラーが用いられてきましたが、近年、超音波スケーラーの歯肉縁下デブライドメント用のチップが各社から発売されています。これらの器具に効果の違いはあるのでしょうか。
　Kocherら(2000)は①手用スケーラー、②超音波スケーラー、③エアースケーラー、④テフロン加工されたチップを装着したエアースケーラー、⑤Per-io-tor(上下運動により根面を平滑にする器具)の沈着物除去効果を比較しました[2]。上述の研究[1]同様に、抜去予定の歯にそれぞれの器具を用いて治療を行った後抜去し、残存した沈着物の面積を測定しました。結果、①手用スケーラー、②超音波スケーラー、③エアースケーラーではポケットに面した根面の90%以上でプラークと歯石が除去されていましたが、④テフロン加工のエアースケーラーおよび⑤Per-io-torでは80%前後でした(**図10**)。この研究を見るかぎり、手用スケーラーによるインスツルメンテーションの効果がもっとも高く、超音波スケーラーやエアースケーラーも有効な手段だといえそうです。

　また、Matiaら(1986)は、根分岐部に沈着した歯石の除去効果を手用スケーラーと超音波スケーラーで比較しました[3]。多くの部位で差異はありませんでしたが、根分岐部が狭い場合でフラップを開けた状態では、超音波スケーラーのほうが歯石の除去率が高かったことが示されました。したがって、状況や部位によっては超音波ス

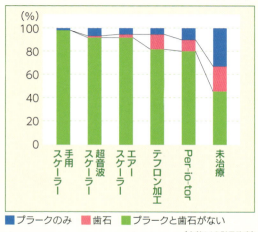

**図10　各器具による歯石、プラークの除去率**

■プラークのみ　■歯石　■プラークと歯石がない

(文献2より引用改変)

ケーラーのほうが有効に沈着物を除去できる場合がある、ともいえます。

### 侵襲度が低いのは超音波スケーラー

ただし手用スケーラーは沈着物の除去効果が高い分、歯質の削除量も多くなるかもしれません。実際、抜去歯を用いた研究では、手用スケーラーによるスケーリングは、超音波スケーラーによるものよりも4〜10倍も歯質を削除するという研究結果が報告されています[4,5]。

この結果から2通りの解釈ができます。1つは、「手用スケーラーは歯質の削除量が多いため、ルートプレーニングがより効率的」という解釈。もう1つは、「超音波スケーラーは歯質の削除量が少ないため、より侵襲が少ない」という解釈です。実際、この捉え方はSRP時にどの程度セメント質の除去が必要かによって変わってきます。

### 「徹底したルートプレーニング」は過去の話

かつてのルートプレーニングは、セメント質を徹底的に除去するためのものでした。これは、細菌由来の内毒素はセメント質に深く入り込んでおり、だからこそスケーリングだけでなく汚染されたセメント質を徹底的に除去し根面を滑沢化する必要があると考えられていたためです。しかし、たとえばMooreら(1986)は、歯周炎が進行し抜去した歯の歯根面を水洗し、エンジンにとりつけた回転式のブラシにより清掃することで、99%のリポ多糖(内毒素を含む)が除去されることを報告しました[6]。これを裏付ける臨床研究として、Nymanら(1988)、Mombelliら(1995)は、外科手術時にルートプレーニングを徹底的に行った場合と、歯石除去のみを行った場合で治癒に差異がないことを報告しました[7,8]。したがって、細菌由来のリポ多糖のほとんどはセメント質の表層に限局して存在しているといえます。つまり、臨床では、従来行われてきたようなセメント質の完全な除去は必要ではないことになります。

### 手用スケーラーか?超音波スケーラーか?

では、臨床の現場では何を用いるのがよいでしょうか。沈着物の除去効率でやや勝る手用スケーラーを用いるべきか、歯質の削除量が少ない超音波スケーラーを用いるべきか、悩むところですね。また、それぞれの治療効果だけではなく、治療の効率なども臨床では重要な要素になります。それでは、今回の教材を見ていきましょう。

## 今回の教材

# 慢性歯周炎の治療における超音波スケーラーを用いたフルマウスのデブライドメントとクアドラントごとのSRPの臨床的効果の比較

Wennström JL, Tomasi C, Bertelle A, Dellasega E. Full-mouth ultrasonic debridement versus quadrant scaling and root planing as an initial approach in the treatment of chronic periodontitis. J Clin Periodontol 2005; 32(8): 851-859.

### 研究目的

超音波スケーラーによるフルマウスのデブライドメントの歯周治療における最初のアプローチとしての効果と、最初の治療で適切に反応しなかった部位の再治療の効果を評価すること。

## 研究対象

5mm以上のPPDを有する慢性歯周炎患者41名。年齢は27〜70歳（平均49.8歳）。被験者の智歯および根分岐部病変II度以上の歯面を除く部位を対象とした。

## 研究方法

研究開始2〜3週前にすべての被験者に対してバス法による1日2回の清掃、トゥースピックまたは歯間ブラシによる1日1回の歯間部の清掃をするように指導した。口腔衛生指導は研究開始時（ベースライン）の検査（以下BL）、1ヵ月後検査、3ヵ月後検査時にも行われた。被験者はランダムに以下の2グループに分け、喫煙者か非喫煙者かで層別化された。

**フルマウス超音波デブライドメント群（以下超音波群）：**
BL時に超音波スケーラー（EMS）を用いたフルマウスの歯肉縁下デブライドメントが1時間以内で行われた。3ヵ月後にPPDが5mm以上残存した部位に超音波スケーラーによる再インスツルメンテーションが時間制限なしで行われた。

**クアドラントSRP群（以下手用群）：**
1週間間隔でクアドラント（4分の1顎）ごとに手用スケーラー（LM）を用いたSRPが行われた。3ヵ月後にPPDが5mm以上残存した部位に手用スケーラーによる再SRPが時間制限なしで行われた。

このほか、すべての被験者に最初の治療の1ヵ月後に治療の不快症状に関するアンケート調査が行われた。

## 主な結果

治療3ヵ月後のポケット閉鎖率（PPDが4mm以下になった割合）は、超音波群では58％、手用群では66％であった。PPDの減少は両群で平均1.8mm、CALのゲインは超音波群で平均1.2mm、手用群で1.3mmであった。再治療後、両群でPPDが平均0.4mm減少し、CALは平均0.3mmゲインした。

最初の治療の効率として**「ポケットの閉鎖にかかった時間」**が分析され、**超音波群で手用群よりも有意に短かった**ことが示された**（表6）**。2度目の治療では超音波スケーラーで平均11.5分、手用スケーラーでは平均12.6分かかった。また、最初の治療後に知覚過敏が5日以上続いた被験者は、超音波群ではいなかったが、手用群では33％に生じた。

**表6 ポケット一部位の閉鎖（PPD4mm以下）にかかった平均時間（分）**

|  | 超音波群 | 手用群 |
| --- | --- | --- |
| BL治療 | 3.3 | 8.8＊ |
| 再治療 | 11.5 | 12.6 |

＊ $p<0.01$（有意差あり）

**ここをメモ！** 超音波群は、BL時には手用群の2分の1以下の時間でポケットを閉鎖できた

### 今回の研究は……

| 被験者数はどのぐらいか | 比較対象が存在するか | グループ分けがランダムにされているか | 盲検化されているか |
| --- | --- | --- | --- |
| 41人 | Yes | Yes | Yes |
|  | 超音波群と手用群に分けられている |  | 記録者側のみの単純盲検（術者と測定者を別人にすることで記録者側は盲検可能だが、患者に手用スケーラーと超音波スケーラーのどちらを使ったかわからないようにすることはできないため）。 |

今回の教材はRCTであるが、プロトコールが異なり、単純盲検しかできない点に注意が必要である。

解説

# 超音波スケーラーと手用スケーラーを うまく使い分けられればベスト!

今回の教材では、最終的には治療効果に差はなく、
超音波スケーラーを用いた群のほうが効率は優れていました。
これをどう読み、臨床に応用していくか解説していきます。

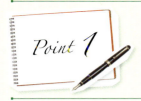

## Point 1　効率的な歯周治療が行えるのは 超音波スケーラー!

今回取り上げた論文は、従来の4分の1顎（クアドラント）ごとに手用スケーラーで歯肉縁下SRPを行う方法と、超音波スケーラーで一度にフルマウスのデブライドメントを行う方法の効果の比較を行っています。純粋に超音波スケーラーと手用スケーラーの治療効果を比較したものではありません。超音波スケーラーを用いた場合（超音波群）では、1回のアポイントメントで全顎の歯肉縁下デブライドメントを行うのに対し、手用スケーラーを用いた場合（手用群）では、4回のアポイントメントで全顎が終了する設定です。最初の治療後のポケット閉鎖率は手用群で有意に高くなりましたが、時間を約4倍かけたわけですから、当然といえば当然です。

しかし、これを「治療の効率」という側面でみるとまた別の事実がみえてきます。ポケットが閉鎖した部位数と治療にかかった時間から「ポケット1部位を閉鎖させるのに要した時間」を計算したところ、超音波群でより効率的に効果が得られたことがわかりました。さらに、術後の知覚過敏も超音波群ではほぼ生じなかったことも考えると、超音波群でとったアプローチは、歯周治療の最初の段階の治療として効果的といえるでしょう。

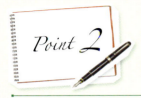

## Point 2　手用スケーラーと超音波スケーラーに、 臨床的効果の違いはない!

今回とりあげた論文を読むかぎり、皆さんは「これからは手用スケーラーよりも超音波スケーラーを中心に使うべきだ」と考えるかもしれません。しかし、純粋に超音波スケーラーと手用スケーラーの効果を比較した論文では、古くはBaderstenらの比較研究[10]、近年では、システマティックレビュー（HallmonとRees 2003）[11]がありますが、いずれの論文においても、臨床的効果そのものについて、両方の器具に差は認められていません。

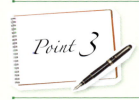

## Point 3 学術的な整理は難しいが、効果的に使い分けて！

　教材にした研究は、けっして手用スケーラーの使用が禁忌と言っているわけではありません。実際、手用スケーラーのほうが効果的に歯石を除去できる場合もあるでしょう。たとえば、イエテボリ大学の歯周病クリニックにいるベテランの歯科衛生士の多くは今でも手用スケーラーを用いています。長年にわたり成果をあげ、患者さんからの信頼も得てきた方法を、わざわざ変える必要がないからです。もちろん、イエテボリ大学の歯科衛生士も手用スケーラーだけにこだわっているわけではなく、状況によっては超音波スケーラーも使っています。

　この使い分けを学術的に整理することはなかなか困難で、個人の経験や適性等が大きく左右します。ただ、少なくともこれからトレーニングをして経験を積んでいく歯科衛生士さんの場合、超音波スケーラーは効率的に沈着物を除去でき、科学的にもその効果が証明されている器具であることを理解し、ぜひ臨床で応用してほしいと思います。筆者の場合は歯肉縁下デブライドメントの最初の段階としては、多くの場合、超音波スケーラーを用いています。

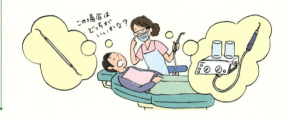

### Evidence 10 のまとめ

　手用スケーラーも超音波スケーラーも効果的な器具です。どちらを使うかに固執するのではなく、自分の臨床経験、技術、状況に応じて有効に使い分けることが大切です。

〈Evidence 10の引用文献〉
1. Brayer WK, Mellonig JT, Dunlap RM, Marinak KW, Carson RE. Scaling and root planing effectiveness: the effect of root surface access and operator experience. J Periodontol 1989;60(1): 67-72.
2. Kocher T, Langenbeck M, Rühling A, Plagmann HC. Subgingival polishing with a teflon-coated sonic scaler insert in comparison to conventional instruments as assessed on extracted teeth. (I) Residual deposits. J Clin Periodontol 2000; 27(4): 243-249.
3. Matia JI, Bissada NF, Maybury JE, Ricchetti P. Efficiency of scaling of the molar furcation area with and without surgical access. Int J Periodontics Restorative Dent 1986; 6(6): 24-35.
4. Ritz L, Hefti AF, Rateitschak KH. An in vitro investigation on the loss of root substance in scaling with various instruments. J Clin Periodontol 1991; 18(9): 643-647.
5. Rees JS, Addy M, Hughes J. An in vitro assessment of the dentine lost during instrumentation using the Periosonic system. J Clin Periodontol 1999; 26(2): 106-109.
6. Moore J, Wilson M, Kieser JB. The distribution of bacterial lipopolysaccharide (endotoxin) in relation to periodontally involved root surfaces. J Clin Periodontol 1986; 13(8): 748-751.
7. Nyman S, Westfelt E, Sarhed G, Karring T. Role of "diseased" root cementum in healing following treatment of periodontal disease. A clinical study. J Clin Periodontol 1988; 15(7): 464-468.
8. Mombelli A, Nyman S, Brägger U, Wennström J, Lang NP. Clinical and microbiological changes associated with an altered subgingival environment induced by periodontal pocket reduction. J Clin Periodontol 1995;22(10):780-787.
9. Wennström JL, Tomasi C, Bertelle A, Dellasega E. Full-mouth ultrasonic debridement versus quadrant scaling and root planing as an initial approach in the treatment of chronic periodontitis. J Clin Periodontol 2005; 32(8): 851-859.
10. Badersten A, Nilvéus R, Egelberg J. Effect of nonsurgical periodontal therapy. I. Moderately advanced periodontitis. J Clin Periodontol 1981; 8(1): 57-72.
11. Hallmon WW, Rees TD. Local anti-infective therapy: mechanical and physical approaches. A systematic review. Ann Periodontol 2003; 8(1): 99-114.

# これも聞きたい！Q&A

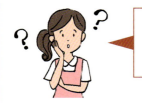

ルートプレーニングを行った場合と、歯石除去のみを行った場合では差異がないとされていますが、セメント質剝離など、歯石ではなく根面にざらつきがあった場合でも同様の結果が得られるのでしょうか。

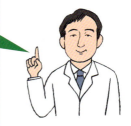

セメント質剝離のような場合には、剝離した破片が完全に分離していて、除去が容易なこともあり、その場合は非外科的処置で対応できることも多いと考えられます。一方、破折片が完全に遊離していない場合などは、盲目的な作業で除去することは困難です。また、破片除去後の根面もザラつきというレベルではなく、軟組織が適合しにくい、かどばった形態になる場合もあり、ポケットが残存する場合があります。その場合は形態修正が必要で、非外科的なルートプレーニングのみでは対応しきれないと考えます。

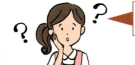

麻酔の有無で、治療の効果に差はありますか？

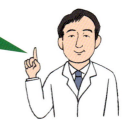

たとえば、外科処置をする場合に、血管収縮薬の効果で、とくに歯間乳頭部の辺縁部に麻酔をすることを避けるという臨床医もいます。経験上、血流が悪くなるため、術後の退縮が大きくなる、というのが理由のようですが、科学的な根拠があるわけではありません。
非外科の場合も、麻酔をしたから、あるいはしなかったからといって、そのことで予後が変わるということはないと考えています。確かに、理論上は歯肉辺縁に血管収縮薬が混入すると血流が悪くなりそうですが、そのことによる影響よりも、炎症の消退にともなう組織の収縮の影響がはるかに大きいので、筆者は気にしたことはありません。
一つ言えるのは、痛みの閾値は患者さんによって違うので、無理やり無麻酔で行って結果的に治療に手加減が生ずるくらいであれば、麻酔をした状態で治療をしたほうがよい、ということくらいでしょうか。一般的な傾向として、超音波のほうが手用より痛みが少ないとはいえますが、患者さんによっては超音波が苦手な人もいるので、術前によく説明したうえで、麻酔を使用するかどうか決めましょう。

# これも聞きたい！ Q&A

> セメント質に入り込んだ内毒素を除去するルートプレーニングは不必要だと思いますが、根面を滑沢にするルートプレーニングについてはいかがでしょうか。その場合、やはり超音波では限界があるのでしょうか。

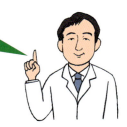

根面の滑沢化については、キュレットを用いたほうが滑沢にしやすい傾向があるのは事実のようです。また、*in vitro*の研究では、根面が粗造な場合、平滑な場合と比較してプラーク細菌の再集落化が起きやすいことが観察されています。しかし、考えるべきことは、臨床において、根面の滑沢化がどれだけ治癒に影響するかということです。多くの研究で、歯周組織の治癒ということからみると超音波スケーラーとキュレットの間に差はみられていないわけです。実際、極端な場合を除いては、ざらつきの違いによる治癒の違いは証明されていません。重要なことは、歯根表面に停滞するプラークが疾患を起こすだけの閾値を超えるかどうかです。ただし、どの程度ざらついていても大丈夫かは、患者さんや部位によるので、統一基準はありません。また、表面が多少ざらついていても、そこに軟組織が適合しているのであれば、問題ないのではないでしょうか。最終的に、インスツルメンテーションが十分だったかどうか、再評価時にBOPが残っているかどうかで判断することになります。

> 超音波スケーリングにおける薬液の使用は有効ですか？

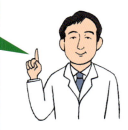

結論からいうと、薬液の効果はまず期待できません。主な理由は、ポケットからはつねに歯肉溝浸出液が出ており、これによって液体を入れてもすぐに洗い流されてしまい、薬効が持続しないからです。
ただし、インスツルメンテーション後にポケット内に残存する汚染物の破片を洗い流すという意味でポケット洗浄をしても悪くはないでしょう（ほとんどの汚染物質は自然に排除されますが）。また、薬液にはミントなどの味が付いている場合があり、そのことで患者さんに爽快感を与える効果を狙うというならば、これもまったく意味がないわけではないでしょう。

## Coffee Break 10
## "新しい"治療法って？

　「新しい治療法」というものは注目されがちで、商業誌等で取り上げられると飛びつきたくなるのが臨床家の心情です。日々の臨床に行き詰まったり、マンネリ化を感じたりしている場合には、新しい治療法はとても新鮮で魅力的に感じることでしょう。たとえば、歯周病領域では、フルマウスディスインフェクションや光線力学療法、プロバイオティクスなどは21世紀に突入する頃に広まってきた治療法で、実際に話題になりましたし、実践されている臨床医も多いかと思います。最近では、Perisolv®という薬剤も海外では発売されており、いずれ日本でも宣伝され、話題になるかもしれません。

　しかし、注意しなければいけないのは、どのような場合に「新しい治療法」が有効といえるのかということです。たとえば、従来の治療方法と効果が変わらなかったとすれば、あまり意味がないかもしれません。一方、効果は変わらないものの、痛みが少ないといった違いがあれば意味はあるでしょう。ただし、新しい方法で使用される機材や材料は高価な場合が多く、その治療が「費用対効果」に見合っているかどうかも分析する必要があります。また、薬剤などは、副作用がまだはっきりとわかっていない場合も多く、少しでも危険性がある可能性がある治療の適応には慎重になる必要があります。たとえば、ビスフォスフォネート剤が歯周治療に有効ではないかという学説があり、実際に臨床研究が行われたことがあります。それに飛びついて乱用されていたら、今頃大変なことになっていたかもしれません。

　結局のところ、いくら新しい治療法が開発されても、プラークコントロールを主体とする歯周治療の基本的なコンセプトはまったく変わっていません。従来の治療に完全に取って変わるような治療法は、今のところは存在しません。むしろ、従来の治療法のほうが長期的なデータが多くでているために、信頼性が高いともいえます。上述のような「新しい治療法」の効果を十分に吟味したうえで、結果的に従来やってきた治療法が有効と判断し、それを適用するならば、そちらのほうが実は「新しい治療法」なのかもしれません。

# Evidence 11

# メインテナンスでは何を重要視すべきか？

メインテナンスで行うことの中で、何が重要なのかというのが今回のトピックです。
毎回のメインテナンスが、歯周炎の予防にどんな役割を果たしているのか、
文献から探ります。

## 歯周炎は、予防でも治療後もプラークコントロールが重要

　診療室で毎日のように目にする歯周炎は、難しくいえば「細菌性プラークに起因する慢性炎症性疾患」です。したがって、その予防はプラークコントロールが中心になります。具体的には、自身による日々のブラッシングと、PMTCやPTCと呼ばれる、専門家による歯面清掃です。たとえば、Axelssonら（1976）は児童に対してフッ化物配合歯磨剤を使ったブラッシング指導とPTCを中心とした予防プログラムを行い、歯肉炎やう蝕の改善または予防効果を報告しました[1]。このような口腔衛生プログラムは、歯周炎でも同様に有効だと考えられます。

　また、歯周炎の治療においても、口腔衛生プログラムは重要です。歯周基本治療が終了し、場合によっては外科手術、補綴処置などが行われ、再評価検査によっていったん歯周炎が治癒したと判断されたとします。ご存じのとおり、歯周治療に終わりはなく、その後に、口腔衛生プログラムが中心となる治療を継続する時がやってきます。それがサポーティブ・ペリオドンタル・セラピー（以下SPT）です（SPTの定義についてはP.94も参照）。

## 「早期発見・早期治療」だけのリコールと、SPTを比べてみたら？

　さて、動的治療後にプラークコントロールを継続して行うことが重要であることはもはや常識です。歯周病を勉強した人ならばもはや「SPT（メインテナンス）が必要か否か」などという議論はしないでしょう。逆に言えば「私はSPTを行わない方針だ」などという人がもしいたら、その人は歯周病をゼロから勉強し直す必要があります。

　文献的には、Nymanら（1975）、Roslingら（1976）、Axelssonら（1981）など、SPTの重要性を示唆する研究は数多くあります[2-4]。これらの研究では、実験群の患者さんには、今の国際的な意味でのSPTを定期的に行う一方、対照群の患者さんは6ヵ月〜1年間隔で呼んで、スケーリングや、場合によっては充填など、悪くなった部位に対する対症療法が行われました。つまり、対照群の患者さんにもまったくなにもしなかったわけではなく、リコールして「早期発見・早期治療」的な対応は行ったのです。

　もちろんリコール時にう蝕や歯周炎の再発などをチェックすることは重要です。しかし、こうした対照群の患者さんたちは、実験群の患者さんたちよりも明らかに歯周炎が進行したのです。このことは、SPTのためのリコール時に単に対症療法を行っただけでは歯周炎の進行や再発の予防には不十分であることを示しています。それでは、SPTや予防プログラムにおいては何が重要なのでしょうか？

## SPTは数ヵ月に一度なのに、PTCに意味はある？

　上述の論文では、タイトルなどにも「PTCの効果」という言葉が含まれています。上述したようにPTCとは術者による歯面清掃で、ラバーカップなどによるポリッシングからスケーリングま

で含まれる行為を指します。ちなみに日本では「PMTC」という言葉がよく使われていますが、実はこれは学術用語ではありません。もともとは業者が機材を開発しセールスするために用いた商業用語です。

いずれにせよ、たしかにPTCによって臨床的にプラークフリーの状態がその場では達成されます。しかしよく考えてみると、SPTが行われるのは通常は2～3ヵ月に一度です。PTCによってプラークフリーになった歯面はその後プラークが付着しても2、3ヵ月間は炎症を起こさないのでしょうか。この問題を明確にするには、やはり比較研究による検証が必要です。

### 今回の教材

## 若年者における3種類の口腔衛生法の、プラークと歯肉炎に対する効果の比較研究：ランダム化、パラレル、比較研究

Hugoson A, Lundgren D, Asklöw B, Borgklint G. Effect of three different dental health preventive programmes on young adult indixidualss : randomized, blinded,parallel group, controlled evaluation of oral hygiene behaviour on plauqe and gingiviis. J Clin Periodontol 2007; 34(5):407-415.

### 研究目的

若年者において複数の予防プログラムが口腔衛生状況に与える影響を評価し、また歯肉の健康状態を予測できるパラメータがあるかどうかを検討すること。

### 研究対象

20～27歳の400名（男性211名、女性189名）。

### 研究方法

各被験者に対してアンケートを取った後、エックス線写真撮影、喫煙状況についての評価が行われた。臨床検査では、PlI、GI、う蝕、修復物、CAL、PPD、歯石の有無が記録された。ベースライン検査の後、被験者は100名ごとに以下の4群に分けられた。

**グループ1**：対照群。う蝕や歯肉炎、歯周炎に関して特定の予防処置を行わない。歯科疾患、口腔衛生についての知識に関するアンケート調査を行った。12ヵ月に一度、ベースライン時と同様の検査が行われた。3年後に最終検査が行われた。

**グループ2**：カールスタッドモデル。2ヵ月に一度（年に6回）の予防処置を行った。最初の来院時に、う蝕、歯肉炎、歯周炎に関する情報提供と、プラークの染め出し後のブラッシング指導が行われた。残り5回は2ヵ月おきに個々の口腔衛生状態を確認し、必要な場合は口腔衛生に関する情報提供と指導が繰り返し行われた。1年後のフォローアップ時にはベースラインと同様の検査が行われた。また、最初1年目に行われた処置はその後2年間繰り返され、年に一度のフォローアップ検査が3年目まで行われた。このグループはさらに以下の3群にランダムに分けられた。

- **グループ$2_a$（50名）**：その他の予防処置を行わなかった。
- **グループ$2_b$（25名）**：各来院時に、上顎右側と下顎左側の2クアドラント（1クアドラント＝1/4顎）にPTCを行った。
- **グループ$2_c$（25名）**：各来院時に、上顎左側と下顎右側の2クアドラントにPTCを行った。

**グループ3**：個人教育群。National Swedish Board of Health and Welfareに従った基本的な予防プログラムが施された。プログラム開始後、2週間間隔で3度来院し、最初の来院時はう蝕、歯肉炎、歯周炎に関する

情報提供とプラークの染め出しを用いた口腔衛生指導が、2、3度目の来院時には個々の口腔の状態の確認が行われた。1年後にベースライン時と同様の検査が行われた。1年後のフォローアップ直後に、個々の被験者に繰り返しの情報提供と口腔衛生指導が行われた。2年後にも同様の検査、指導が繰り返され、3年後に最終的なフォローアップ検査が行われた。

**グループ4**：グループ教育群。基本的な予防プログラムを改変し、10人ずつのグループに対してグループ3と同様の対応を行った。

これらのプログラムを3年間継続し、プラークと歯肉炎に対する効果が評価された。

### 主な結果

すべてのプログラムにおいて、3年後のフォローアップ時にはベースライン時と比較してPlIとGIの減少がみられた。しかし、グループ1（対照群）では他のグループよりも有意に高い値を示した。PlIとGIの値がもっとも大きく改善したのは2ヵ月に一度フォローアップされたグループ2だったが、**他のグループとの統計学的有意差はなかった**（図11）。また、重回帰分析の結果、ベースライン時の歯肉の健康状態、いずれかの予防プログラムへの参加、歯科疾患、う蝕、歯肉炎または歯周炎に対する知識が歯肉の健康状態を予測する有意な要因であった。

本研究から、3種類の予防プログラムは、歯肉縁上プラークや歯肉の炎症を改善させるのに有効であることが確認された。**PTCは、個人やグループにおける健康教育に勝るほどの臨床的利益はなかった。**

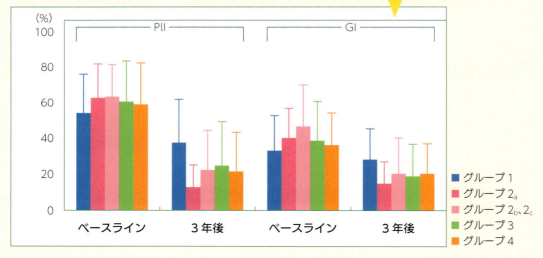

**図11 各グループにおけるPlIおよびGIの変動**

> ここをメモ！
> どの予防プログラムにも効果が認められたが、プログラムごとの有意差はない！

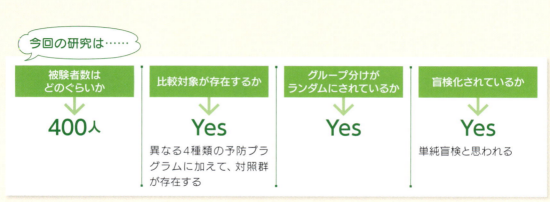

今回の教材は、比較対象があり、ランダム化もなされている。被験者数は多いが、歯周炎患者ではない点に注意が必要。

## 解説

# 予防プログラムにおいて重要なのは、プラーク除去そのものよりもモチベーション！

今回の教材では、予防プログラムにおけるPTCの付加的な効果はみられませんでした。
では、メインテナンスにPTCは必要ないのでしょうか？
詳しく解説していきます。

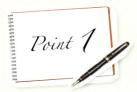

### 今回取り上げた論文では対象者が歯周炎患者ではない

今回の教材でも、プラークコントロール主体の予防プログラムの有効性が示唆されました。しかしまず注意しなければいけないのは、対象者が20代の若年者で、歯周炎患者ではないということです。そのため、主要評価項目はPPDやCALのような歯周炎に関連するものでなく、PlIとGIとなっています。歯周炎の患者さんのSPTには特にグループ3（個人教育群）、グループ4（グループ教育群）のようなプログラムは一般的に適用するものではないことに注意してください。

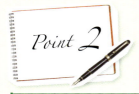

### メインテナンスにおけるPTCは、モチベーション維持のため！

まず、主に日本では、ラバーカップによるポリッシングを中心とした清掃をPTCあるいはPMTCと呼ぶことが多いですが、前述のとおり、本来はスケーリングなどのインスツルメンテーションも含みます。しかし、少々紛らわしいので、この項目ではこれを「広義」のPTCとし、以下はポリッシングを中心とした歯面清掃を便宜上PTCと呼ぶことにします。

筆者がこの教材で強調したかったのは「PTCの臨床的効果」です。それはグループ2（カールスタッドモデル）におけるサブグループ間の比較においてみることができます。グループ$2_b$、$2_c$では2ヵ月に一度、2クアドラントにPTCが施されました。なぜ全顎でなく2クアドラントだったのかは不明ですが、いずれにせよPTCを繰り返した場合とそうでない場合で、評価項目に有意差はみられませんでした。

それではPTCの効果とは何でしょうか？ たとえば歯肉の炎症症状がひどくて自分では痛くて磨けないような患者さんに対して、週に2〜3回行うPTCには炎症を改善させる効果があるといえます。しかし、SPTのように間隔が2〜3ヵ月あく場合には、直接の炎症改善効果はあまり期待できません。この間隔でPTCを行うことで期待できる効果は、歯面がつるつるになることで患者さん自身が感じる爽快感と、それによるモチベーションの向上です。また、フッ化物含有のペーストを併用することである程度う蝕の予防効果も期待できると思われます。

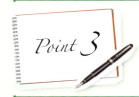

# Point 3　SPTでもっとも大切なのは、来院のたびにモチベーションを上げること

　では、SPTや予防プログラムにおいてPTCは必要ないのでしょうか。筆者は実際にはSPT患者にPTCを実施しています。この文献ではPTCに効果がみられていませんが、よりモチベーションを維持させなければいけない、歯周炎に対して感受性の高い患者さんなどには、やはりSPT時にPTCは行うべきであると考えます。実際に先述の歯周炎患者に対するSPTの効果を示した論文[1〜4]でもブラッシング指導と並行してPTCが行われています。

　ただし、今回取り上げた研究の結果からもわかるとおり、歯周炎予防の意味における重要度でいえば、PTCそのものよりも日々のブラッシングのほうがはるかに重要です。しかし、私たちがSPTにおいてもっとも重視すべきは「繰り返しの動機づけ」であるといえます。

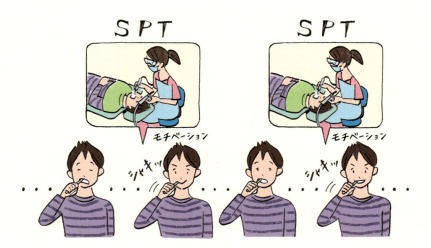

## Evidence 11 のまとめ

　歯周治療後にSPTを継続することは必須です。そこでもっとも重要なのは患者さんに対する「繰り返しの動機づけ」で、PTCはあくまでその一部分であると解釈すべきです。歯周治療が成功するか否かは動機づけがうまくいくかに大きく左右されます。

〈Evidence 11の引用文献〉
1. Axelsson P, Lindhe J, Wäseby J. The effect of various plaque control measures on gingivitis and caries in schoolchildren. Community Dent Oral Epidemiol 1976;4(6):232-239.
2. Nyman S, Rosling B, Lindhe J. Effect of professional tooth cleaning on healing after periodontal surgery. J Clin Periodontol 1975;2(2):80-86.
3. Rosling B, Nyman S, Lindhe J. The effect of systematic plaque control on bone regeneration in infrabony pockets. J Clin Periodontol 1976;3(1):38-53.
4. Axelsson P, Lindhe J. Effect of controlled oral hygiene procedures on caries and periodontaldisease in adults. Results after 6 years. J Clin Periodontol 1981;8(3):239-248.
5. Hugoson A, Lundgren D, Asklöw B, Borgklint G. Effect of three different dental health preventive programmes on young adult indixidualss : randomized, blinded,parallel group, controlled evaluation of oral hygiene behaviour on plauqe and gingiviis.J Clin Periodontol 2007; 34(5):407-415.

# これも聞きたい！ Q&A

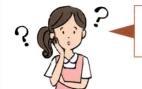

PTCでは、ブラシとラバーカップのどちらも使用したほうがよいでしょうか。

歯周炎患者の場合、口腔清掃において重要な部分は歯と歯肉の境界部分です。縁上とはいいますが、実際には歯肉縁下1～3mmまで器具が到達できるように清掃すべきで、その部分の清掃にはラバーカップが適していると考えられます。また、歯面清掃後の爽快感によるモチベーションという点から考えてもラバーカップが有利ではないでしょうか。対して、ブラシは咬合面のような複雑な形態の部分に適しています。ラバーカップによる清掃を基本として、必要に応じて他の器具を併用する、という考え方でよいでしょう。

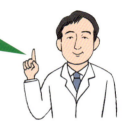

SPTとメインテナンスについて、治療方法の違いはありますか？

P.94「Coffee Break」でも述べるように、国際基準ではメインテナンスもSPTも区別はありません。本書も国際基準の内容で構成しているので、ここではあくまでも日本で考えられているメインテナンスとSPTの定義をふまえて答えることとします。
日本でいうメインテナンスは、BOPも深いポケットも動揺もない患者さんを対象としているので、基本的に歯肉縁上のプラークコントロール、具体的にはプロービングによるチェック、モチベーション、ブラッシング指導、スケーリング、歯面研磨という内容になります。一方、日本でいうSPTの場合は、これらに加えてBOPや深いポケットが残存した部位に対するインスツルメンテーションが加わることになります。

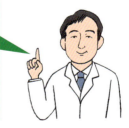

*Coffee Break 11*

# 国際的には"SPT＝メインテナンス"

　従来、動的歯周治療により歯周炎が治癒し、その状態を維持するために口腔衛生指導や歯面清掃等を繰り返し行うことを「メインテナンス」と言っていました。しかし最近、日本では、臨床症状が完全に消失していない場合をSPT（サポーティブ・ペリオドンタル・セラピー）と呼び、メインテナンスと区別するようになりました。すなわち、PPDがすべて3mm以下で、BOPや動揺もない場合に行うのがメインテナンスで、深いポケットやBOPが残存した状態で行うのがSPTというわけです。しかし、これは学術的ではありません。

　国際的には、メインテナンスを、単なるリコールではなく、歯周炎を再発させないために必要な「治療」という位置付けにするために、SPTという名称に変更されたというのが事の経緯です。つまり、名称が違うだけで、メインテナンスであれSPTであれ、海外では同じことを意味します。メインテナンスという言葉を使うべきとの考えも再び出てきているようですが、最近の学術論文を見てみると、同一論文内で両方の言葉が使われている場合もあり、どちらの言葉を使わなければいけないといった縛りは特にないように思えます。たとえば、少なくとも国際学会に参加した場合に、「これはメインテナンスではなくてSPTではないか」などと指摘してしまうと、とんだ恥をかくことになりかねないので注意しましょう。

### 表7　国内外のSPTの定義の違い

| 日本における定義<br>（歯周病用語集　第二版, 2013） | 国際的な定義<br>(The 3rd Workshop of American Academy of Periodontology, 1989) |
|---|---|
| SPTとは：歯周基本治療、歯周外科治療、口腔機能回復（修復・補綴）治療により病状安定となった歯周組織を維持するための治療 | SPTとは：歯周組織の感染のコントロールおよび再感染の防止のための患者自身による努力を支援するために必要な治療法 |
| メインテナンス（歯周治療により治癒した歯周組織を長期間維持するための健康管理）と区別している。 | メインテナンスから名称を変更。 |

# *Evidence* 12
# 歯肉幅が十分ないと、歯周組織の健康状態は維持できないのか？

角化歯肉や付着歯肉の量が不十分だと歯肉の状態が良くないという
臨床実感を持っている人もいるかもしれませんが、
文献を紐解いてみると、どうやらそうではないことがわかってきました。

## 「角化歯肉幅が不十分な部位では炎症がある」というデータ

今から約25年前、筆者が学生の頃は「歯周組織の健康を維持するためには、角化歯肉幅は最低2mm、付着歯肉幅は最低1mm必要」と習ってきました。そもそも、角化歯肉や付着歯肉がある一定量必要だという考え方は、1950年代ごろからありました。それは主に「臨床的な印象」を根拠としたもので、科学的に裏付けられた重要な研究があります。LangとLöeら（1972）は歯学部学生らを対象に、6週間口腔衛生指導を行ったのち、角化歯肉幅の測定やその他の歯周組織検査を行いました[1]。その結果、角化歯肉幅が2mm未満の場合には、ほとんどの部位で歯肉に炎症がみられました。このことから、「歯周組織の健康状態を維持するためには、角化歯肉幅が2mmは必要」という考え方が生まれたのです。

また、この考え方をふまえて、付着歯肉や角化歯肉が十分でない場合には、移植によって歯肉を増大させる必要があるとして、遊離歯肉移植術などの術式が発展してきたわけです。いずれにしても、この研究に限らず、角化歯肉幅が狭い場合には、歯肉の状態が良くないという臨床的な印象も確かにありますし、今でも角化歯肉幅の重要性を唱える臨床医が多いのも事実です。

## 炎症が生じやすいのではなく、単に表面上炎症が出やすいに過ぎなかった!?

ところが、その他の研究者による報告は、必ずしもその結論を支持するものばかりではありませんでした。イエテボリ大学のWennströmとLindheは、ビーグル犬を用いた動物実験を行い、角化歯肉の有無によるプラークに対する反応の違いを検証しました[2,3]。具体的には、まずビーグル犬の角化歯肉を除去して治癒したのち、片側の歯肉のみに歯肉移植を行い、歯肉幅を増加させました。その後、プラークコントロールを40日間中止し、プラークを堆積させた結果、歯肉移植をしなかったほうに外見上著明な炎症症状がみられました。しかし、双方の組織切片を観察すると、炎症の波及程度に差異はみられませんでした。したがって、角化歯肉が狭いと炎症が生じやすいという臨床的印象は、単に歯肉が少ないために炎症が表に出やすかったことが理由である可能性が示唆されたわけです。この研究における結論は「緩く付着している歯槽粘膜により支持されている遊離歯肉は、幅広い付着歯肉に支持されている場合と比べて、炎症が生じやすいとは言えなかった」となっています。

しかし、ここで思い出していただきたいのは、これはあくまで動物実験の結果であるということです。はたして臨床でも同じようなことが言えるでしょうか。ここで、今回のメイン教材を見てみましょう。

### 今回の教材

# 遊離歯肉移植術の長期的評価

Dorfman HS, Kennedy JE, Bird WC. Longitudinal evaluation of free autogenous gingival grafts.
J Clin Periodontol 1980;7(4):316-324.

### 研究目的

遊離歯肉移植術による歯周組織の付着を維持する必要性と効果を評価し、付着歯肉の量、口腔衛生のレベル、歯肉の炎症の程度と付着のレベルとの関係を決定すること。

### 研究対象

頬側の角化歯肉幅が2mm以下、付着歯肉幅が1mm以下の部位を両側に有する患者92名。年齢は16～63歳（平均32歳）。

### 研究方法

まず、プローブを用いて、対象歯頬側中央部のセメントーエナメル境（以下CEJ）から遊離歯肉縁、歯肉溝底部、歯肉歯槽粘膜移行部までの距離の測定が行われた（ベースライン、以下BL）。その後、すべての患者に口腔衛生指導とSRPが行われた。その後、遊離歯肉移植を行う部位（実験群）と行わない部位（対照群）をランダムに振り分けた（スプリットマウスデザイン[※7]）。実験群において計107部位（小臼歯47部位、大臼歯60部位）に遊離歯肉移植が行われ、その後3ヵ月ごと、または3ヵ月以内の間隔で、メインテナンスが行われた。そして、3、6、12、24ヵ月の時点でBLと同様の測定が行われた。

### 主な結果

実験群において、観察期間をとおしてプラーク指数（以下PlI）および歯肉炎指数（GI）の有意な改善がみられた。また、角化歯肉および付着歯肉幅は増加した。一方で、歯肉退縮、アタッチメントロスに関しては有意な変化はみられなかった。

対照群においても、PlIとGIは改善し、BLと比べて18ヵ月目には有意差がみられた。実験群と同様に、歯肉退縮、アタッチメントロスに関して、有意な変化はみられなかった。

実験群と対照群との比較においては、初期のGIの改善程度は実験群で大きかったが、**24ヵ月後には差がみられなくなっていた。プラークについて有意差はなかった。歯肉退縮、アタッチメントロスについても24ヵ月後の測定において有意差はみられなかった**（図12）。角化歯肉および付着歯肉幅のみ実験群で有意に大きかった。

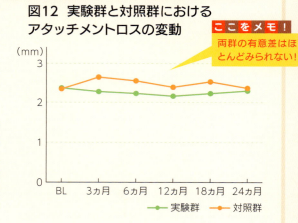

**図12 実験群と対照群におけるアタッチメントロスの変動**

ここをメモ！
両群の有意差はほとんどみられない！

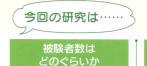

今回の研究は……

| 被験者数はどのぐらいか | 比較対象が存在するか | グループ分けがランダムにされているか | 盲検化されているか |
|---|---|---|---|
| 92人 | Yes 歯肉移植をする群としない群に分けられている | Yes | 記載なし |

比較的大規模な比較研究である。研究の内容から盲検化が困難である。このトピックの研究としては比較的クオリティは高い。

※7 スプリットマウスデザイン：おもに口腔衛生を検査する際に用いられる方法の1つで、同一患者の口腔内で左右側（実験側と対照側）に異なった治療を行って比較する研究デザイン。

### 解説

# 角化歯肉や付着歯肉の幅が狭くても、歯周組織の健康は維持できる！

今回取り上げた教材では、以前に言われていたような付着歯肉幅や角化歯肉幅の歯周組織の健康維持における役割を証明できませんでした。この結果をふまえて、臨床でどのように応用したらよいか解説します。

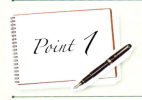

## Point 1　歯肉幅が広いか狭いかによって、予後に差はなかった

　実は、この研究には続きがあります。まず4年後の観察[5]では、実験群と対照群との間に角化歯肉あるいは付着歯肉幅以外のいかなるパラメータにも有意差はありませんでした。また、治療前に1mm以上の歯肉退縮があった部位のみの比較では、実験群でのみで有意な歯肉退縮の改善とアタッチメントゲインがみられましたが、対照群において有意差があるといえるほどのアタッチメントロスはみられませんでした。

　さらに、同じ研究者による6年後のデータ[6]では、歯肉退縮をともない付着歯肉がない場合には、アタッチメントレベルと歯肉退縮に関して実験群でゲインが起こったため、対照群と比較して有意差がみられました。しかし、対照群においても口腔衛生状態は良好で、退縮とアタッチメントロスも有意なものではありませんでした。また、メインテナンスに応じなかった患者さんをリコールした結果、対照群においてGIが後戻りし、歯肉退縮が0.5mm生じましたが、アタッチメントロスの有意な増加はみられませんでした。これらの結果から、付着歯肉がなくとも、歯肉の炎症をコントロールすることで歯周組織の健康を維持できると結論づけられました。

　その後、さらに長期的研究が他の研究者によって発表されています[7]。この研究では、歯肉移植を行ったグループで歯肉退縮が改善し、行わなかったグループでアタッチメントロスが生じたという結果になっていますが、移植を行わなかった対照群の角化歯肉幅は平均2.5mmと十分にあり、またロスも平均15年で約1mmと、歯周炎患者が治療を受けてその後メインテナンスが継続された場合と同等であり、角化歯肉幅の重要性を支持する結果ではありません。この研究グループは、さらに8年経過後のデータを発表していますが、結果は同様でした[8]。

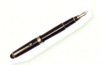
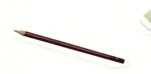

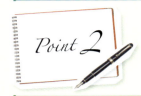

## Point 2　歯肉退縮が原因であれ、ブラッシングが重要であることに変わりはない

臨床的には、付着歯肉がなければ角化歯肉幅が狭いと歯周組織の状態が悪いという印象があります。1つは、先述のとおり、そういう場合だと炎症症状が目立つということです。もう1つは、多くの場合、角化歯肉幅が狭い状態というのが、歯肉が退縮した結果起こっているということです。不適切なブラッシングによるトラウマ、歯周炎の進行でも歯肉退縮は起こるので、そうした部位の状態が悪いという印象はありますが、この場合あくまでも結果であり、適切な治療やブラッシング法を指導することが第一選択肢であると言えます。

現在の学術的なコンセンサスは「角化歯肉がないというだけの理由で歯肉増大術を行うことは正当化されない」という文言で示されています[9]。つまり、歯肉幅が狭いためにどうしてもプラークコントロールがうまくいかない場合や、歯肉退縮の進行が持続するなどの特別な理由がある場合に限って、歯肉移植を考えるべきでしょう。したがって、現時点での歯肉移植は歯周炎の治療目的ではなく、おもに歯肉退縮に対する審美的な改善を目的とした治療法という位置付けになっており、名称も「歯周形成外科（periodal plastic surgery）」と呼ばれるようになっています。

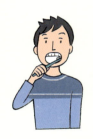
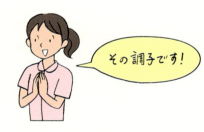

### Evidence 12 のまとめ

　角化歯肉が狭い場合や付着歯肉がない場合でも、口腔衛生状態が維持されていれば、それだけで歯周炎進行のリスクとはなりません。

　そのために磨きづらくなっている部位があったとしても、まずはブラッシングを工夫して清掃できるようにアプローチしましょう。

〈Evidence 12の引用文献〉
1. Lang NP, Löe H. The relationship between the width of keratinized gingiva and gingival health. J Periodontol 1972;43(10):623-627.
2. Wennström J, Lindhe J. Role of attached gingiva for maintenance of periodontal health. Healing following excisional and grafting procedures in dogs. J Clin Periodontol 1983;10(2):206-221.
3. Wennström J, Lindhe J. Plaque-induced gingival inflammation in the absence of attached gingiva in dogs. J Clin Periodontol 1983;10(3):266-276.
4. Dorfman HS, Kennedy JE, Bird WC. Longitudinal evaluation of free autogenous gingival grafts. J Clin Periodontol 1980;7(4):316-324.
5. Dorfman HS, Kennedy JE, Bird WC. Longitudinal evaluation of free autogenous gingival grafts. A four year report. J Periodontol 1982;53(6):349-352.
6. Kennedy JE, Bird WC, Palcanis KG, Dorfman HS. A longitudinal evaluation of varying widths of attached gingiva. J Clin Periodontol 1985;12(8):667-675.
7. Agudio G, Nieri M, Rotundo R, Franceschi D, Cortellini P, Pini Prato GP. Periodontal conditions of sites treated with gingival-augmentation surgery compared to untreated contralateral homologous sites: a 10- to 27-year long-term study. J Periodontol 2009;80(9):1399-1405.
8. Agudio G, Cortellini P, Buti J, Pini-Prato GP. Periodontal Conditions of Sites Treated With Gingival-Augmentation Surgery Compared to Untreated Contralateral Homologous Sites: A 18- to 35-Year Long-Term Study. J Periodontol 2016;87(12):1371-1378.
9. Wennström JL. Commentary: Treatment of periodontitis: effectively managing mucogingival defects. J Periodontol 2014;85(12):1639-1641.

# これも聞きたい! Q&A

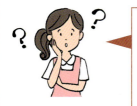

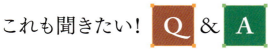

今回の教材で、「18ヵ月目には有意差がみられているのに、24ヵ月目で差がみられなくなったことを理由に、予後に差がない」とされていましたが（P.96）、何ヵ月まで差がみられたら予後に差があるとみなされるのでしょうか。このテーマに限らず、日数が経てば、差がなくなるのは自然なことだと思いますが……。

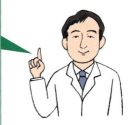

歯周病における「真のエンドポイント」は歯の喪失ですが、歯の喪失まで経過をみるとなると相当な観察期間を要します。そこで、通常歯周病の領域では「代理エンドポイント」としてPPDやBOPなどのパラメータが用いられるわけです。この場合、通常の歯周治療の結果をみるには、最低3ヵ月は必要です。それ以降はメインテナンスにも結果が左右すると言えるでしょう。角化歯肉幅のような、ある種の要因が予後に影響を与えるか、という研究で代理エンドポイントを用いた場合は、やはり数ヵ月では短すぎるので、最低でも2年は必要と思われます。基本的には長ければ長いほどいいのですが、あまり長いと途中でドロップアウトしてしまう患者さんが増えたり、加齢という要因が加わったりもするので、難しいところです。

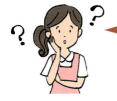

角化歯肉が狭い場合や付着歯肉がない場合でも、口腔衛生状態が維持されていれば歯周炎進行のリスクとはならないとのことでしたが、これは補綴やインプラントにもいえますか。

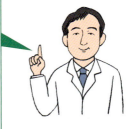

補綴物に関しては、角化歯肉の状態が予後に左右することを証明した論文はありません。動物実験で検証はされていますが、非常に微妙な結果しか示されていません。しかし、補綴物で関係があるとしたら、クラウンのマージン部が退縮により露出して審美的な要求が強い患者さんの場合に生ずる問題でしょう。これについては、グラフトをして歯肉の厚みを増大して退縮が起こりにくくするアプローチが選択されますが、これは歯周炎のリスクとは別の話となります。

一方、インプラントについては学術的には結論がでていません。インプラント周囲の角化粘膜が少ない場合に、骨吸収や退縮が多くなることを示唆する論文もあります。しかし、一つ考えなければならないのは、インプラントの場合、術者がどこに埋入するかで角化粘膜の幅が決まるということです。わざわざ角化粘膜がないところにインプラントを入れるということはないと思われるので、角化粘膜の幅が狭いということは、もともと顎堤の状態が悪かった可能性もあり、それを解決するのがグラフトなのかどうかはわからず、まだまだ不明な点が多いのが現状です。

## Coffee Break 12
## 付着歯肉と遊離歯肉の分け方は日本と欧米で違う!?

　歯肉は解剖学的に「付着歯肉」と「遊離歯肉」にわけられます。日本の大半の教科書では、遊離歯肉と付着歯肉の境界を接合上皮の最「歯冠側部」としています。一方、欧米の専門書を紐解くと、たとえばLindheの『臨床歯周病学とインプラント　第4版[臨床編]』の図では、接合上皮の最「根尖側部」を基準としてわけているのです。これはどちらが正しいのでしょうか。

　よくある模式図では、健康な歯周組織を示すのに、歯肉溝上皮の部分が長く、接合上皮の部分が非常に短く描かれています。しかし、実際に健康な歯周組織の組織切片を観察すると、歯肉溝の部分はとても浅く、接合上皮の部分のほうがはるかに長いのです。もし、付着歯肉と遊離歯肉をその基準で分けるとすると、特に健康な場合は、歯肉の中のほんのかけらの部分が遊離歯肉で、そのほとんどが上皮成分ということになってしまいます。

　また、付着歯肉と遊離歯肉をわける解剖学的基準として「遊離歯肉溝」があります。これは歯肉結合性付着の部分のコラーゲン線維の走行によるもので、歯根面から歯冠側へ走行する線維と根尖側へ走行する線維の境目でできる溝です。したがって、接合上皮の最歯冠側部を基準とするならば、ほとんどの成分が上皮なので、遊離歯肉溝のような解剖学的形態は生じ得ません。

　やはり、接合上皮の最根尖部を基準とするのが妥当だと考えます。

# Evidence 13
# 歯周治療における咬合治療の効果はどのくらいあるのか？

歯周病を見るにあたって、細菌だけでなく外傷性咬合の重要性も
謳われるようになっていますが、実際のところ咬合治療の効果が
どれだけあるのかご存じでしょうか。今回はこのテーマで見ていきます。

## 歯周治療における「咬合」の位置づけとは

エビデンス1でも確認したように、歯周炎の主原因は細菌性プラークであり、基本的にはこの要因と宿主の感受性との兼ね合いで歯周病がどのくらい進行するかが決まると考えられます。しかし、その他にも、主原因ではないものの、歯周炎の進行に影響する修飾因子が存在します。今回とりあげる「咬合」も局所的な修飾因子の1つであると考えられます。すなわち、「過度な咬合力」が歯周炎の進行にかかわる場合で、この咬合に対する治療が歯周治療の中でどのような位置付けになるのか考えていきたいと思います。

## 病的な咬合性外傷で生じる症状は進行性の動揺

歯周炎の症状は、歯肉の炎症とアタッチメントロスです。臨床的にはBOPで歯肉の炎症の有無を判断し、エックス線写真上での骨吸収でアタッチメントロスの有無を判断し、診断します。歯周炎の進行にともない歯の動揺が生ずる場合もありますが、これは歯周炎で必ず起こる症状ではありません。

他方、咬合性外傷で生ずる病的な症状は、歯根膜腔の拡大にともなう歯の「進行性」の動揺です。歯根膜腔の拡大はエックス線写真で確認することもできますが、歯の動揺とエックス線撮影の方向によっては明らかにならない場合もあります。いずれにせよ、歯の進行性の動揺は外傷によって生じた病的状態の主症状と言えます。歯肉の炎症は基本的に咬合力単独では起きません。また、「歯の進行性の動揺」も咬合性外傷以外の理由でも生じるので、咬合治療を行うかどうかの判断は、早期接触や咬頭干渉などがともなっているかなどの状況と合わせて総合的に判断する必要があります。また、「垂直性骨吸収（骨縁下ポケット）があれば咬合が関与している」という考え方は昔の話で、咬合の関与がなくとも骨縁下ポケットは生じ得ます。

## 咬合治療の効果に関する研究は少ないのが現状

今のところ、歯周治療における咬合治療の効果を検証している臨床研究は多くありません。なぜなら、咬合性外傷の診断基準が一貫していないことや、慢性歯周炎の経過のなかで咬合がどのようにかかわってきたか、たとえば、外傷に先立って歯周炎が発症していたのか、またその逆なのかなどが臨床的に不明確だからです。したがって、咬合に関する研究がもっとも活発に議論されていた1980年代でも、議論された研究のほとんどが動物実験でした。また、臨床研究であっても、ほとんどが断面調査で、介入研究はほとんどありませんでした。一連の動物実験の内容は筆者自身が他の書籍（『歯周病学の迷信と真実』、クインテッセンス出版刊）で詳しく触れているのでここでは割愛させていただきますが、咬合治療の効果を検証した唯一のランダム化比較研究をまず検証してみます。

## 咬合治療によってCALのみ改善された

　Burgettら（1992）は中等度から重度の歯周炎患者50名を対象に研究を行いました[1]。これらの患者は咬合調整を行うグループ（咬合調整群）と行わないグループ（非咬合調整群）にランダムに割り付けられました。さらに、これらの患者の口腔内は、片側にウィドマン改良法フラップ手術（以下MWF）、反対側にSRPが行われるように割り付けられました。次に、これらの患者にたいして、口腔衛生指導、修復物の擦り合わせ、フッ化物塗布が行われました。続いて、「咬合調整群」に割り付けられた患者に、中心位における均一で安定した咬合接触が得られ、中心位のフリーダム、下顎運動時の円滑な滑走路の接触、バランシングコンタクトの除去が行われました。さらに、患者の片側にMWF、反対側にSRPが行われました。その後3ヵ月ごとのメインテナンスが継続されました。1年後、2年後に行われた検査の結果、CALのみ咬合調整群でより良好な結果が得られましたが**(図13)**、PPDやその他のパラメータについては影響がありませんでした**(図14)**。この研究結果は、一応歯周治療における咬合調整の効果が得られたというものになっています。

　しかし、この1本の研究結果だけで咬合調整の有効性について最終的な結論を得るのは問題がありそうです。その他の臨床研究を含めて、歯周治療における咬合治療をどう考えたらよいか考えるべきでしょう。今回はこの論文の内容を含めたレビューを教材として取り上げます。

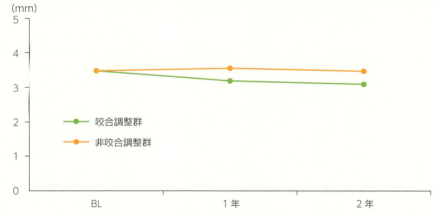

図13　SRPまたはフラップ手術と咬合調整を併用した場合としなかった場合における平均CAL

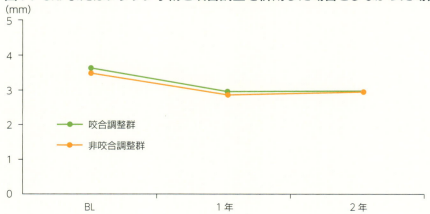

図14　SRPまたはフラップ手術と咬合調整を併用した場合としなかった場合における平均PPD

### 今回の教材

# 成人における歯周炎に対する咬合治療

Weston P, Yaziz YA, Moles DR, Needleman I. Occlusal interventions for periodontitis in adults. Cochrane Database Syst Rev 2008 Jul 16;(3):CD004968.

## 研究目的

成人の歯周炎患者への咬合治療による、歯の喪失、プロービングデプス、臨床的アタッチメントレベル、副作用、自覚症状への影響に対する効果の根拠を見つけ出し、分析すること。

## 研究方法

2008年4月までに発表された論文を検索したCochrane Oral Health Groups Trials Register、the Cochrane Central Register of Controlled Trials、MEDLINE、EMBASEを用い、咬合治療に関する論文を検索した。この際、言語の制約は行わなかった。論文の選択基準は、「歯周炎患者における咬合治療の効果を3ヵ月以上のフォローアップにより評価したランダム化比較研究（RCT）」であった。分析される可能性のある文献のスクリーニング、研究の方法論の質の評価、データの抽出は、2名のレビューアーにより繰り返し行われた。意見の不一致が生じた場合は議論を行うことで解決した。選択された論文内で情報が欠如していた場合には、研究のメインの著者に連絡して内容を聞き出した。データの統合はThe Cochrane Colloaboration statistical guidelinesに則って行われた。

## 主な結果

検索により54本の論文の抄録がヒットし、選択基準を満たす可能性があったものは1本（Burgettら、1992）であった。その内容は外科的歯周治療または非外科的歯周治療とともに咬合調整を行った場合の効果を、行わなかった場合と比較したものであった。方法論の質を評価すると、ランダム化にかんしては適切に行われていた。また、盲検化にかんしては記載がなく、著者からの返答もなかった。平均CALと平均PPDの変化が報告されていた。CALのゲインにかんしては、非外科的治療の場合、咬合調整を行った群で行わなかった群よりも0.38mm（95％信頼区間0.04から0.72）多く得られ、統計学的有意差がみられた。外科治療が行われた場合には、平均CALの差は0.40mm（95％信頼区間0.05から0.75）であった。他方、平均PPDの減少にかんしては、外科を行った場合でも非外科の場合でも、咬合調整を行った場合と行わなかった場合の差は0.1mmで、統計学的有意差はみられなかった。歯の喪失、患者の自覚症状、副作用についての報告はなかった。

レビューアーの結論は、「このトピックにかんしてはRCTが1本しかなく、この研究結果からははっきりとした結論は得られない。したがって、日常臨床における咬合調整の効果を肯定する根拠も否定する根拠もない。この疑問に対する答えは、十分な規模のバイアスが除去されたRCTからのみ導きだすことができるであろう」とのことだった。

### 解説

# 歯周治療における咬合調整の効果は今のところ不明

今回のレビューでは、歯周治療における咬合調整の効果は見出せませんでした。
この結果をふまえて、臨床にどのように応用したらよいか解説します。

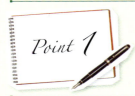

## 該当する論文が1本しかない場合、その結果を鵜呑みにしてよいのか

　今回とりあげたレビューの中で、選択基準を満たした唯一のRCTは、冒頭でもご紹介したBurgettら（1992）の論文でした[1]。この論文だけ見ると、咬合調整が歯周治療にポジティブな影響を与えるように思えます。唯一のRCTでそのような結果がでている以上、そう解釈すべきなのでしょうか。しかし、システマティックレビューにおいて、割り付けの隠蔽や盲検、ドロップアウトの有無が不明、などこの論文の問題点が指摘されています。そのため、バイアスがかかっている可能性が疑われます。

　また、筆者自身も、この論文の結果に疑問があります。たとえば、CALのみに差がみられてPPDに差がないというのはどういうことなのでしょうか。通常PPDとCALは連動していることが多く、CALだけ差がみられたということは、咬合調整をすると歯肉の退縮が少なくなるということを意味します。はたしてこれは論理的な結果なのでしょうか。また、この研究におけるサブ分析で、動揺度が小さい場合に非外科的治療が行われた時が、もっともCALに差がみられています。上述のように、外傷による主な徴候は歯の動揺度の増加です。したがって、咬合調整は動揺度が大きい場合に効果が高まるはずですが、そうなっていません。したがって、この1本のRCTの結果を鵜呑みにすべきではなく、レビューにもあるように「歯周治療における咬合調整の効果は不明」というのが現状での解釈です。

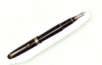
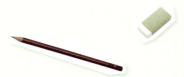

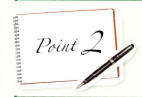

# Point 2 咬合治療の適応症を見誤るな

　現段階で、歯周治療における咬合治療の位置付けを明らかにできる質の高い臨床研究は存在しないので、他の臨床研究や動物実験等の所見を総合して考えていかなければなりません。スペースの都合上、ここで詳細は書けませんが、「病的な咬合」とは結局歯周組織がそのままの状態では咬合力に耐えられなくなり、力から逃げるために歯根膜腔が拡大し、臨床的に動揺が増加している状態を示します。また、歯周炎が進行過程にあり、過度の咬合力が加わった場合、動揺度の進行的な増加が起こるので、その場合には咬合治療と歯周治療を併用する必要があるでしょう。限局的に歯周炎が進んでいるから、プラークコントロールがいいのに歯周炎が治らないから、ブラキシズムがあるから、骨縁下ポケットがあるから、などの表面的なことのみを咬合と結びつけて診断することは正しい考えではありません。繰り返しますが、臨床的には早期接触や咬頭干渉、歯根膜腔の拡大をともなう歯の進行的な動揺がみられた場合こそが、本当の咬合治療の適応症です。

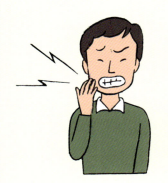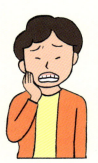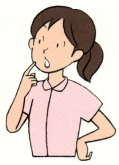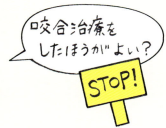

## Evidence 13 のまとめ

　咬合性外傷の診断や治療も、安易に消去法や臨床的印象を頼りにするのではなく、しっかりとした根拠に基づいて行うべきなのです。

〈Evidence 13 の引用文献〉
1. Burgett FG, Ramfjord SP, Nissle RR, Morrison EC, Charbeneau TD, Caffesse RG. A randomized trial of occlusal adjustment in the treatment of periodontitis patients. J Clin Periodontol 1992;19(6):381-387.
2. Weston P, Yaziz YA, Moles DR, Needleman I. Occlusal interventions for periodontitis in adults. Cochrane Database Syst Rev 2008 Jul 16;(3):CD004968.

# これも聞きたい！ Q&A

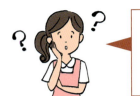

歯石はなく、根面は滑沢、プラークコントロールも良好にもかかわらず、骨縁下ポケットがある場合、つい咬合のせいにしてしまいます。もし咬合が原因ではない場合、ポケットの残る原因として他にどのようなことが考えられるでしょうか。

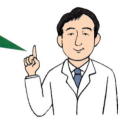

まず、先述のとおり、「プラークが原因ではないなら、咬合では」というような消去法の診断はすべきでありません。歯周炎の状態に影響する局所因子は咬合だけではないからです。したがって、ポケットが残る原因も、なにか一つの絶対的なものではなく、さまざまな要因やそれらが複合したものが考えられます。その1つとして解剖学的要因があり、特にグルーブや根分岐部に面したポケットは閉鎖しにくい傾向にあると思います。また、本文でも述べていますが、咬合が関与している場合には必ず動揺度の増加が最低限起こっているはずです。咬合の関与を疑うのであれば、動揺度の増加と早期接触等の所見を含めて総合的に判断する必要があります。

咬合性外傷で生ずる病的な進行性の動揺について、なぜ歯根膜腔が拡大するのか教えてください。

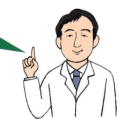

これは一種の防御反応だと考えられます。もし過度の力が加わっても、歯根膜腔が拡大せず、歯の動揺が起こらなければ、力からの逃げ場がなくなり、歯そのものに大きな力が加わることになります。そうなると、歯は容易に破折してしまうでしょう。つまり、歯が動揺することで力から逃げているというわけです。インプラントの場合は歯根膜がないので、力が加わっても簡単には動揺しませんが、金属でできているために強度的に力に耐え得るのだと考えられます。それにもかかわらず、インプラントに動揺が生じたならば、完全にインテグレーションを喪失したことを意味するので、撤去の適用となります。

## Coffee Break 13
# ブラキシズムと歯周病の関係

　ブラキシズムは、歯周病の増悪因子としてあたりまえのように考えられてきました。実際に、歯周炎患者にブラキシズムがあると、単純にそれがリスクとなり、進行を助長したと考えがちです。しかし、近年発表されたシステマティックレビューでは、「ブラキシズムと歯周炎の関係は不明確」という結論が出ています[1]。もちろんシステマティックレビューとはいえ、批判的に吟味していかなければいけませんが、少なくともブラキシズムと歯周炎の関係について学術的には懐疑的な考えがあることはいえます。

　実際に、筆者の経験ですが、介護老人福祉施設で検診をした時に、覚醒時からかなりの強いブラキシズムがみられる入居者がいました。年齢は90歳近くで、おそらく昨日今日ブラキシズムが始まったわけではく、何十年にもわたり続いていたことが予測されました。実際に口腔内をみると咬耗のため、半分ほどの歯質が失われてました。しかし、歯周病の検査をしてみると、深いポケットもなく、この環境にしてはBOPも少ないほうでした。

　結局のところ、ブラキシズムにより歯周組織が障害されているかどうかは、咬合性外傷の所見があるかどうかで判断すべきです。早期接触や咬頭干渉があり、歯根膜腔の拡大、歯の動揺の進行がみられる場合が、本当の治療の対象で、単にブラキシズムがあるだけで、安易に歯周病と関連づけるのは正しい考え方ではありません。

〈Coffee Break 13の引用文献〉
1. Manfredini D, Ahlberg J, Mura R, Lobbezoo F. Bruxism is unlikely to cause damage to the periodontium: findings from a systematic literature assessment. J Periodontol 2015;86(4):546-555.

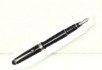
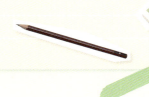

*Evidence* 14

# インプラント周囲炎はどれだけ予防できるか?

歯周疾患以上にやっかいなインプラント周囲疾患こそ、メインテナンスでの管理が重要です。今回は、そのメインテナンスでどれだけの予防効果が見込めるのか文献で見てみましょう。

## インプラント周囲粘膜炎とインプラント周囲炎の違いとは

インプラント周囲粘膜炎はインプラント周囲の軟組織に炎症がありますが、骨吸収をともなわない場合で、天然歯でいうと歯肉炎に相当します。一方、インプラント周囲炎は粘膜の炎症に骨吸収をともなうもので、歯周炎に相当する疾患です。特に、後者はインプラントの喪失につながるので注意しなければなりません。

疫学的に見ると、その発症率は、インプラント単位では4.7～43％、患者単位では8.9～56％以上と、データにバラつきがありますが、けっして稀な疾患ではないことはわかると思います。

## インプラント周囲疾患は天然歯と比較して進行しやすいのか

動物実験によるデータでは、インプラント周囲粘膜炎の場合、プラーク形成から2～3週間後まではインプラント周囲粘膜における炎症の波及程度は歯肉炎と違いがありません。ヒトを使って、プラークコントロールを2～3週間中断させ炎症を起こさせる、いわゆる「実験的歯肉炎」モデルを用いた研究でもそれを支持している論文があります[1]。しかし、同様にヒトを用いた実験的歯肉炎の研究で、バイオプシーが行われた結果、天然歯の歯肉でより炎症が大きく波及したとの結果も報告されています[2]。しかし、この炎症の波及の大きさが、その後インプラント周囲炎に進行していくうえで破壊的にはたらくのか、防御的にはたらくのか、このモデルでは判断できません。

一方、インプラント周囲炎については、非可逆的な疾患なので、倫理上ヒトを使って実験を行うわけにはいきません。動物の歯またはインプラントの周囲に結紮糸をまきつけて、その状態でプラークを堆積させた「実験的歯周炎」モデルでは、歯周炎とインプラント周囲炎の進行に違いはないとする研究もあれば、インプラント周囲炎のほうの進行が早いとする研究もあります。いずれにせよ、インプラント周囲炎は歯周炎と同等かそれ以上の速さで進行する可能性があるということです。

さて、インプラント周囲炎の発症や進行にはどのような要因がかかわっているのでしょうか。また、予防はどの程度可能なのでしょうか。

### 今回の教材

### メインテナンスが行われた場合と行われなかった場合のインプラント周囲炎の発症。5年間の追跡

Costa FO, Takenaka-Martinez S, Cota LO, Ferreira SD, Silva GL, Costa JE. Peri-implant disease in subjects with and without preventive maintenance: a 5-year follow-up. J Clin Periodontol 2012;39(2):173-181.

### 研究目的

インプラント周囲粘膜炎を有する患者が5年間にどれだけインプラント周囲炎を発症するかを決定し、それに関係する要因を調査すること。

## 研究対象

部分欠損がある患者80名。

## 研究方法

患者にインプラント治療が行われた後、インプラント周囲組織および歯周組織の臨床的検査が行われた（ベースライン、以下BL）。5年後、BL時にインプラント周囲粘膜炎と診断された患者80名に再検査を行った。これらの患者は、問診に基づいて、2つのグループに分類された。1つは5年間予防的なメインテナンスを継続して受けてきた患者39名（実験群）、もう1つは受けていなかった患者41名（対照群）のグループであった。実験群の患者は、5年間で5回以上メインテナンスのために来院し、その都度以下の処置が行われた。
①歯周組織およびインプラント周囲組織の評価
②染め出し液を使用した口腔衛生指導
③ポリッシングと、必要な場合に機械的なデブライドメント

一方、対照群の患者は、応急処置を除いて5年間歯科を受診しなかった。これらの患者の、プラーク指数（PlI）、プロービング時の出血（BOP）、プロービングデプス（PPD）、排膿、骨喪失量が記録された。PPD5mm以上でBOPまたは排膿をみとめ骨吸収があった場合にインプラント周囲炎と診断した。インプラント周囲炎に影響する生物学的および習慣的なリスク要因がロジスティック回帰分析により解析された。

## 主な結果

5年後の検査の結果、実験群において、インプラントの平均PlI、BOPの頻度（％）、PPD5mm以上の部位の頻度（％）、骨喪失数が対照群と比較して有意に低かった。また、インプラント周囲炎を起こしたインプラントも実験群では少なかった（**表8**）。インプラント周囲炎の発症率は対照群で43.9％、実験群では18.0％であった。この結果から、**インプラント周囲粘膜炎がある場合に予防的なメインテナンスを継続しないと、インプラント周囲炎が発症するリスクが高まる**こと、また、BOP、PPD、歯周炎の存在などの臨床的パラメータはインプラント周囲炎発症のリスクとなることが明らかになった。

### 表8 臨床パラメータの推移

| | 実験群<br>(n＝39) | 対照群<br>(n＝41) |
|---|---:|---:|
| **平均プラーク指数** | | |
| ベースライン | 1.4 | 1.6 |
| 5年後 | 1.4 | 1.9 |
| **BOP（％）** | | |
| ベースライン | 24.7 | 31.1 |
| 5年後 | 26.0 | 40.4 |
| **PPD5mm以上の部位（％）** | | |
| ベースライン | 0 | 0 |
| 5年後 | 5.9 | 16.7 |
| **骨吸収部位（％）** | | |
| ベースライン | 0 | 0 |
| 5年後 | 17.9 | 41.5 |
| **インプラント周囲炎の発症数** | 17.0 | 57.0 |

> **ここをメモ！**
> 実験群では、インプラント周囲炎の発症数が明らかに少ない！

---

**今回の研究は……**

| 被験者数はどのぐらいか | 比較対象が存在するか | グループ分けがランダムにされているか | 盲検化されているか |
|---|---|---|---|
| **80人** | **Yes**<br>メインテナンスを受けている群と受けていない群に分けられている | **No**<br>後ろ向きに抽出している | **No** |

後ろ向き研究（P.24）でランダム割付も行われておらず、クオリティは中程度だが、倫理的な限界等を考慮すると現在得られる最良のエビデンスではある。

解説

# インプラント周囲粘膜炎のうちであれば、メインテナンスの効果は期待できる

インプラント周囲粘膜炎のうちに手をうたないと、
インプラント周囲炎に進行してしまうことがわかりました。
この結果をふまえてどのように応用したらよいか解説します。

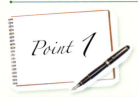 ## RCTが実現できなかった理由がある

　今回の教材内容はランダム化比較試験（RCT）ではありません。比較対象は設定してありますが、5年間でメインテナンスを受けていなかった被験者を後付けで割り出したというものです。したがって、デザインとしては後ろ向きで、実験群におけるメインテナンスの内容や間隔も統一されていないものと思われます。ただし、今回の場合、デザインをRCTにして、前もって5年間メインテナンスをしないグループを設定することは倫理的に困難なので、今のところ得られる最良のエビデンスの1つと言えます。

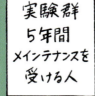
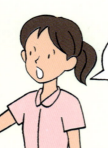

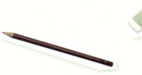

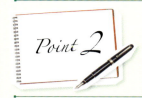

## Point 2　結局のところ、予防が重要

　現在のところ、インプラント周囲炎が発症した場合どのような治療が有効とされているのでしょうか。手用スケーラーや超音波スケーラーを用いたデブライドメントは、ある程度の効果は見込めるものの、ごく初期のインプラント周囲炎でない限り、決定的な効果はないようです。したがって、治療には、骨切除や、インプラント体表面の研磨も含まれるインプラントプラスティ、あるいは骨移植、メンブレンなどが推奨されています。しかし、統一したプロトコールはなく、まだまだ長期的なエビデンスにも乏しいのが現状で、どれをとっても確実な方法とは言えません。結局のところ、予防が重要で、そのためには歯周炎のメインテナンスと同様のプロトコールによる処置が継続されることが望ましいといえます。

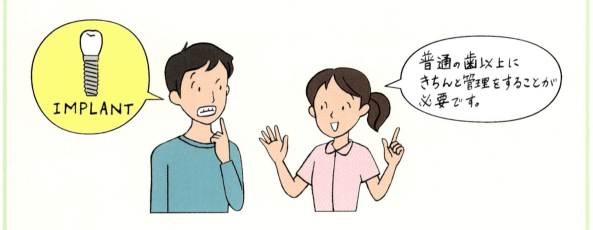

### Evidence 14 のまとめ

　インプラント周囲炎は統一された治療法が確立されておらず、その予防が重要です。そのためには、歯周治療後のメインテナンスと同様のアプローチが必要となり、歯科衛生士が果たすべき役割も非常に大きいものになります。

〈Evidence 14の引用文献〉
1. Pontoriero R, Tonelli MP, Carnevale G, Mombelli A, Nyman SR, Lang NP. Experimentally induced peri-implant mucositis. A clinical study in humans. Clin Oral Implants Res 1994 5(4):254-259.
2. Zitzmann NU, Berglundh T, Marinello CP, Lindhe J. Experimental peri-implant mucositis in man. J Clin Periodontol 2001;28(6):517-523.
3. Costa FO, Takenaka-Martinez S, Cota LO, Ferreira SD, Silva GL, Costa JE. Peri-implant disease in subjects with and without preventive maintenance:a 5-year follow-up. J Clin Periodontol 2012;39(2):173-181.

# これも聞きたい！Q&A

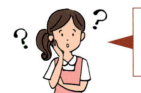

インプラント周囲炎に関して統一された治療法が確立されていないとのことでしたが（P.111）、万一発症してしまった場合、今できる最善の策はどのようなことだと考えられますか。

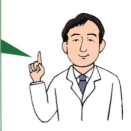

インプラント周囲炎における非外科的治療の効果は限られていると考えられています。したがって、早期の外科的治療の適用が妥当と思われます。しかし、考えなければいけないことは、患者さんのコンプライアンスです。メインテナンスに定期的に通院していたにもかかわらず、運悪くインプラント周囲炎になってしまった場合には、プラークコントロールを確認したうえで、早期に外科的治療を適用しても構いませんが、メインテナンスに通院していなかった患者さんで発症した場合には、やはり歯周治療の場合と同様に、非外科的治療から行うことも考えるべきでしょう。

インプラントに対し、フッ化物やヨードは使用してもいいのでしょうか。また、使用できるとすれば、どのようなものを使うとよいでしょうか。

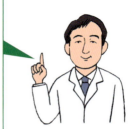

まず、フッ化物やヨードを直接インプラントに使う理由がありません。とくにフッ化物は、直接インプラントに塗布する意味はありません。問題は、インプラントに隣接する天然歯にフッ化物を使用した場合、あるいはフッ化物含有の洗口剤を用いた場合ですが、これもまず問題ないと考えます。口腔内でフッ化物がチタン表面を腐食するという根拠がないからです。*In vitro*で長時間チタンをフッ化物溶液に浸漬し続けるような研究では腐食が生じますが、ヒトの口腔内では唾液の緩衝能もあり、滲出液もつねに出ているので、ポケット内に長時間フッ化物が停滞し続けるような状況は考えられません。また、北米など水道水にフッ化物が添加されている地域で次々とインプラントが脱落したなどという話も聞きません。それよりも、天然歯のう蝕予防効果のほうが高いと思われます。
ヨードも同様にほぼ問題ないと思いますが、あえて使用しなければいけない状況もないのではないでしょうか。いずれにせよ、これらの危険性を証明した臨床データは今のところありません。

## Coffee Break 14

# インプラントのプロービングでは、何を注意すべきか？

　歯周疾患と同様に、インプラント周囲疾患の診断もプロービングによって行います。インプラントのプロービングに反対する意見は、「インプラントは異物なので、それにたいしてさらに組織を傷害するような操作はやってはいけない」といった理由によるものと思われますが、実際には、正しいプロービング圧で行えば、インプラント周囲組織へのプロービングによって、非可逆的に組織が傷害させることは証明されていません。プロービング反対論を唱える学者の意見は机上の空論がほとんどで、エビデンスがまったくありません。現状では、学術誌を読めばわかるとおり、インプラント周囲炎の診断にプロービングは欠かせないものとなっています。すなわち、プロービング時の出血または排膿という指標が証明されないと、インプラント周囲炎という診断すら成立しないわけです。

　ただし、プロービング圧にかんしては注意点があります。天然歯の場合、特にプローブの先端の直径が大きい場合には約0.5Nまでのプロービング圧は許容されますが、インプラントの場合は0.2N程度の軽圧でのプロービングが推奨されます。大きいプロービング圧を用いると、健康な場合でも出血することがあり、誤診につながるからです。

　使用するプローブに関しては、以前はインプラントの材料のチタンとは異種金属であるメタルプローブの使用は不可、という考えもありましたが、インテグレーションしている部位に触れるわけではないので、現在では使用可能とされています。もちろん、プラスティック製のプローブも有効で、特に最近出てきた審美性が重視された頸部の立ち上がりの角度がついているような場合には、形がフレキシブルに変わるので推奨されます。

# Part 3
# 気になることについて、自分でリサーチを組み立ててみよう！

### 文献を調べてもわからなかったらどうするの？

ここまで、歯周治療の中で歯科衛生士に必要な知識についてすでに発表されている文献を用いて、主に文献ベースで学んできました。P.7に書いたとおり、文献ベースで議論したり、考えていくこのやりかたは、国際的なスタンダード（グローバルスタンダード）です。しかし、まだはっきりしない、あやふやなことも多々あります。「どうしても疑問が残る。でも、文献を読んでもはっきりわからない……」となると、専門家としての次なるステップは「自分で調べて発表する」です。

### 自分で調べて発表するってどういうこと？

「発表」と聞くと学会発表を思い浮かべる方が多いと思いますが、学会発表のなかで一番簡単で、もっとも多いものは「症例報告」で、1～数例の治療経過をまとめて発表するというものです。これはすでに経験された方もいるかと思います。しかし筆者としては、読者の皆さんには症例報告にとどまらず、やはり「リサーチ」、あわよくば「論文投稿」まで目指してほしいと思います。

しかし、いきなり「リサーチして発表だ」といっても、正直なところ、ほとんどの方は雲をつかむような話で、何をすればよいかわからないのではないかと思います。リサーチに必要なのは、まず「新規性」です。つまり、今まで誰も調べたことがないことを研究することに意味があります。

### 歯科衛生士なら「臨床研究」に挑戦してみよう！

リサーチの種類にもいろいろあって、学会で発表される多くの研究は「in vitro」で、細菌や細胞を培養したものを何らかの要因にさらしてどのように変化するかを観察するなどの方法です。すなわち、対象はヒトではなく、細菌や細胞、タンパクなどになります。

しかし、臨床に携わっている者としては、やはりヒトを対象とした「臨床研究」を行うべきです。その中で手っ取り早く行えるのは「断面研究」で、アンケート調査などでも行えます。たとえば、喫煙や生活習慣についてアンケート調査を行い、それらが歯周炎とどのように関係するか、というようなものです。それでもリサーチは成り立ちます。しかし、どうせならもっとクオリティの高いものを行いたいところです。やはり、皆さんには本書でも再三とりあげてきた「ランダム化比較研究（RCT）」を目指してほしいと思います。

### リサーチのスタートは仮説を立てること

ある歯磨剤について「これって本当に効果があるのかな？」と思ったとします。それを調べる、つまりリサーチをするためにまず必要なのは「仮説」です。ある歯磨剤（仮に歯磨剤Xとします）の歯肉炎抑制効果を調べたい場合、仮説は「歯磨剤Xには歯肉炎抑制効果がある」となります。これを検証するためにリサーチが行われます。

### 患者を対象とするのは、倫理委員会の承認を得てから

患者を対象とする研究の場合、個人で勝手に行って良いわけではありません。各研究機関には必ず倫理委員会があるので、そこにリサーチのプロトコール等を詳しく記載した書類（各施設によって様式が異なる）を提出し、承認を受けてから行ってください。研究機関に所属していない場合には、所属学会の倫理委員会があれば、そこから承認を得る方法もあります。

### 公平さを示すには、利益相反の開示が必要

たとえば、新しい治療薬を開発するために、ベンチャー企業を立ち上げたとします。しかし、開発に携わる研究者がこのベンチャー企業の株を所有していたとしたら、公平な調査ができない恐れがあります。このような状況を利益相反（Conflict of interest：COI）と呼びます。誤解が多いのですが、COIは必ずしも不正行為という意味ではありません。現在では多くの学会や学会誌では、発表の際にCOIについての開示の自己申告が義務付けられるようになっています。

### 今回の教材

# 歯磨剤Xには歯肉炎抑制効果がある？

最後の教材はこの仮説です。この仮説を証明するためにはどのようにリサーチを進めたらいいでしょうか。
RCTのプロトコール（手順）に沿って、そのおおよその方法を解説します。

## 目的の決定

まず、リサーチの目的を明確に決めます。目的はもちろん、立てた仮説を検証することなのですが、具体的にどんな研究デザイン（方法、使用する指標を含む）で、どのように仮説を証明（または棄却）するかまで含めて考えなくてはなりません。

今回は以下のようにしました。

歯磨剤Xの歯肉炎抑制効果を検索するため、歯磨剤Xとプラセボ歯磨剤を使用して1日2回ブラッシングを行い、二重盲検比較試験により検討する。主要項目は歯肉炎指数（以下GI）のスコア改善度とする。

## 被験者の選択と除外基準の設定

次に、RCTの結果を適用できる患者集団の適格条件（選択・除外基準）を、スクリーニング検査を行い決めます。つまり、どんな人を対象にすれば仮説が検討できるのか（どんな場合は対象から外すべきか）を考え、検査して選びます。

今回は以下のような基準を設定します。

●選択基準
1) 20～35歳で歯肉炎を有しているが、歯周ポケットがないこと
2) 歯が24本以上あること
3) 全身的に健康であること
4) 3ヵ月以内に抗生剤や消炎鎮痛剤を服用していないこと

●除外基準
1) 妊婦および授乳をしていること
2) 広範囲にわたる補綴物などの修復物や矯正装置があること
3) 歯の治療中であること
4) 重度な全身疾患を有すること
5) 歯肉の炎症状態に影響する歯磨剤や洗口剤を使用していること
6) 喫煙者

## 症例数の決定

どれだけの人数にリサーチに参加してもらうかを決めます。これは、正式には「少人数を対象として予備実験を行い、歯肉炎スコアの改善度を用いて実験群の反応を見積もり、必要な症例数を有意水準5％、検出力80％で計算」という統計の知識を要する方法で決定します。または信頼できるクオリティの高い過去の類似した研究論文のデータを参考にしてもよいでしょう。

今回は、仮に以下のように計算されたとします。

被験者数：50名

## 患者の同意を得る

リサーチに参加してもらう人へ研究の説明文書および同意書を手渡し、本試験への参加について、患者本人の自由意志による同意を文書で得ます。文書には研究の責任者の署名欄と対象者の署名欄をつくります。また、実験の途中でも、本人の意思でいつでも被験者を止められることを説明します。

## 無作為割り付け

比較するグループ同士に研究開始の時点でなんらかの違いがあっては、純粋な結果の比較ができません。なるべく同じ条件にするために、対象者を無作為に（ランダムに）2つのグループに割り付けます。必要ならば層別化（年齢や性別、疾患の程度ごとに割り付ける）等を行います。

今回は以下のようにしました。

スクリーニング検査時に記録したGIのデータが高い順に並べ、実験群をA、対照群をBとして「ABAB」「ABBA」「AABB」「BABA」「BAAB」「BBAA」の4つひと組で考えられる6種類の順番をランダムに当てはめ割り付ける[※8]。

※8　これを置換ブロック法という。

## 材料の決定

材料として、効果を確かめたいもののほかに、対照群に使用するものが必要です。実験するものの比較対象となる材料として、プラセボ（偽薬）と呼ばれるものを用意します。

実験群：「歯磨剤X」
対照群：「プラセボ」（有効成分〔抗炎症薬など〕以外は実験群と同じもの。難しい場合には、抗炎症用や抗菌作用のある成分が入っていないもの）

## 用法用量と投与期間の明示

目的の設定で、方法は「1日2回ブラッシングを行う」としましたが、人によってやり方に差があると結果も変わってきてしまいます。なるべく同じ条件で比較できるよう、方法や期間を指定します。今回の場合、実験群と対照群で、たとえば以下のように条件を統一します。

1日2回、指定の歯ブラシに歯磨剤2cmをつけて、
1回に3分間、日常的に行っている方法で
4週間ブラッシングする。

## 主要な検査項目の決定

何の変化をもって効果がある／ないとするのかも決めなくてはいけません。また、リサーチで行う測定の「再現性」も重要です。GIやプラーク指数（以下PlI）の測定が正確でなければ、リサーチそのものが崩壊します。前もって、複数の患者や職場の従業員等数名を対象にして、計測を繰り返し行い、1回目の計測結果と2回目のそれとが一致するまでトレーニングします。これを「キャリブレーション」といいます。

今回は歯磨剤Xの歯肉炎抑制作用を調査するので、主要評価項目を以下のとおりとしました。場合によっては二次的なデータとして細菌学的検査や歯肉溝滲出液量または内容物の定量を行う場合もあります。

副作用などの有害事項の記録およびコンプライアンスのチェックのため、患者日誌を交付し、有害事項の発生やブラッシングした日時を患者さん自身に記録してもらいます。

主要評価項目として：歯肉炎指数（GI）
その他：プラーク指数（PlI）

## データ解析方法の検討

主要な検査項目まで決まれば、とりあえず実験は行えますが、リサーチを組み立てる時には、実験後に集まったデータをどういう方法で評価するのか、評価項目と統計的な分析方法まであらかじめ考えておきます。

今回は、具体的には次のようになります。分析の結果、実験群の臨床パラメータの改善量が高く、統計学的に有意な差があった場合には、仮説が証明され、「歯磨剤Xは歯肉炎抑制効果がある」という結論を得ることができます。

歯肉炎指数の改善度を評価するため、歯磨剤使用開始直前から使用3週間後および6週間後の平均GIおよびPlIの変化量を計算する。統計解析として、実験群と対照群のスコア変化量を群間比較する。すなわち、統計学的に、その差は偶然起きたものではないかどうかを判定するテストを行う（今回は$t$検定を適用する）。

## 試験実施計画書に違反した症例の取り扱い

研究終了後、患者日誌や自己申告などで実験計画書に違反した症例がないかチェックします。また使用後の歯磨剤のチューブを回収し、適切に歯磨剤を使ったかを残量からチェックします。

## まとめ（論文執筆）

以上のプロトコールにしたがって研究を遂行します（図15）。終了後、データをまとめて学会発表や論文にしあげる作業をします。基本的には「背景、目的」「材料と方法」「結果」「考察」という決まった項目ごとに内容をまとめます。

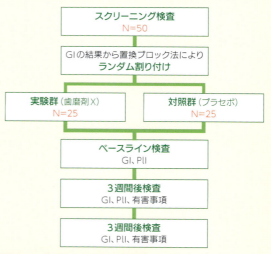

**図15　今回のRCTの概要**
論文で「材料と方法」にあたる部分の手順はこのようになる。

解説

# リサーチの方法がわかれば、
# 理解の幅も広がる！

ここまで、「歯磨剤の効果を検討する」RCTを例に、リサーチの手順の一例を紹介しました。
「リサーチをする」ことのイメージはつかめたでしょうか？
最後に、発表について少し触れておきます。

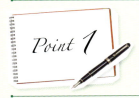

## リサーチの発表の場は、学会と専門誌。
## 国際的な場も！

　学会発表は口頭発表とポスターの二種類があり、それぞれ学会により時間等が決まっています。論文投稿は各学術誌により要項が異なるので、チェックしたうえで行ってください。学術誌の場合、「査読」制度がある場合がほとんどです。まず論文が学術誌に掲載する価値があるかどうか吟味され、あると判断されれば「アクセプト（論文が受理され掲載される）」、ないと判断されれば「リジェクト（掲載不可）」されます。修正や追加実験などの条件付きでアクセプトされる場合もあります。

　また、『International Journal of Dental Hygiene』など、歯科衛生士むけの国際誌もあるので、ぜひ投稿を目指してください。学会発表や論文投稿を成功させるには専門的な知識や経験が必要なので、研究者の指導を仰ぎながら行うのがベストでしょう。

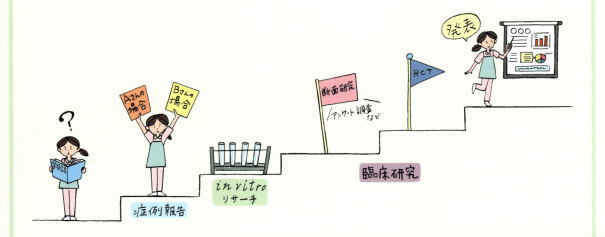

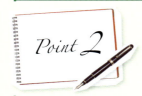

# Point 2 歯科衛生士の領域には臨床研究の種がいっぱい！

　歯科衛生士の領域で行うこととしては、たとえばSRPやメインテナンスの方法などの研究もできると考えられます。その場合は、対象者が歯周炎患者である必要性がありますし、主要評価項目にはPPD、CAL、BOPなどの臨床パラメータが入ってきます。実験期間などもより長期になりますが、基本的な考え方は今回示したプロトコールが適用できます。

　また、今回は歯磨剤の効果についてのパラレルデザインでの研究プロトコールを示しましたが、クロスオーバーで行うことも可能です（パラレルデザインとクロスオーバーデザインについては、P.13を参照）。クロスオーバーでの研究の方法についても著者らが発表したものがあるので参考にしてみてください[1]。

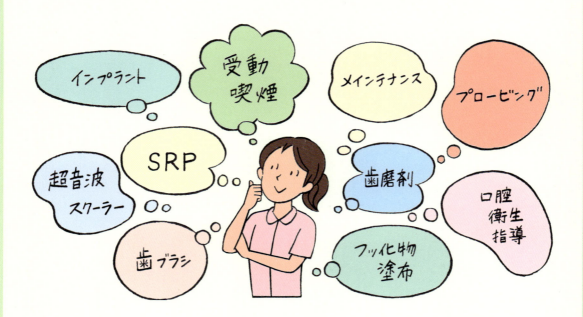

## まとめ

　最後に、ワンステップ上を目指していただくためにリサーチに関する内容を書きました。もちろん読者自身でリサーチを実践するのもいいですし、またリサーチがどのように成り立っているかを理解することで、他の論文を読むときの解釈の幅が広がってくるでしょう。

〈Part 3の引用文献〉
1. 関野 愉, 石黒一美, 中田智之, 沼部幸博. 歯学生のリサーチマインドを育成する「生命歯学探究」の実際. 日本歯周病学会会誌 2013;55(4):366-370.

# おわりに

　本書では、歯周病学の領域で歯科衛生士が携わる事項について、エビデンスに基づいた話を書いてきました。取り上げてきた論文も、専門家として知っておくべき基本的なものです。

　時折、「この症例は、論文に載っているデータにはあてはまらないような治り方をした。だから、エビデンスなんてあてにならない」という内容の意見を耳にすることがあります。本書をひととおり読んだ方はすでにおわかりだと思いますが、このような考え方は正しくありません。その治療結果がよくあることなのか、稀なことなのか、次の患者さんにも同じことを行った時に同じ結果になる確率がどれだけ高いのか、という点が重要で、「エビデンス」はその時に役に立つものだと考えています。その意味で、学術論文を読んで、それらの内容を理解し、解釈するというのはとても重要なことなのです。

　しかし、なぜか最近「エビデンスだけではだめだ」「RCTがすべてではない」という話が強調されてしまう場面をよくみかけます。確かにそれはそうなのです。人間には個人差がある以上、例外的な結果になることもあるわけですし、そもそも術者の技術が論文の中で治療を行った専門家のレベルと異なる場合も多々あるわけです。しかし、「エビデンスだけではだめだ」ということを先に強調することが正しいのかどうかについては、疑問に感じます。その前に、どれだけの人が論文を読めて、どれだけの解釈ができているのでしょうか。論文の知識がベースにない人がいたとしたら、そういう人に対して「RCTがすべてではない」ということを最初から強調すると、「ほらみろ、エビデンスなんてあてにならない。自分の思っていたことが正しいのだ」などと曲解する人も出てくるかもしれません。そのようにならないためにも、やはりまずは「文献ベース」、「エビデンスベース」で物事を考えて診療に応用していくほうが、より確実性の高い臨床につながるのではないでしょうか。

　本書が、読者の皆様の今後の参考になれば幸いです。

関野 愉

# さくいん

**B**
BOP ............................................ 24、25、30

**C**
CAL ............................................ 13、25、30

**E**
EBM .................................................... 7

**G**
GI ..................................................... 19

**P**
PLI ............................................... 19、46
PPD ............................................ 13、25、30
PubMed .......................................... 14、15

**R**
RCT .................................................. 11

**い**
陰性的中率 ..................................... 27、28
インパクトファクター ............................. 16

**う**
後ろ向き研究 ............................. 24、109、110

**え**
エンドポイント ..................................... 13

**き**
基礎研究 ........................................ 7、10
キャリブレーション ............................... 118

**く**
クアドラント .................................... 33、46
クロスオーバーデザイン ....................... 13、67

**さ**
三重盲検 ............................................ 12

**し**
システマティックレビュー ..................... 16、43
実験的歯肉炎 ....................................... 18
質的研究 ............................................ 10
症例集積 ............................................ 11
症例報告 ............................................ 11
真のエンドポイント ........................... 13、99

**す**
スプリットマウスデザイン .................... 33、96

**た**
代理エンドポイント ........................... 13、99
単純盲検 ............................................ 12

**ち**
置換ブロック法 .................................... 117

**に**
二重盲検 ............................................ 12

**は**
バイアス ........................................ 11、12
パラレルデザイン .............................. 13、67

**ひ**
$p$値 .................................................. 65

**ふ**
部位特異性 ........................................ 28
フォレストプロット ............................... 75
付着の喪失 .................................... 24、25
プラセボ ...................................... 12、118
文献ベース ......................................... 7

**ま**
前向き研究 ......................................... 24

**も**
盲検化 ............................................... 12

**よ**
陽性的中率 ......................................... 27

**ら**
ランダム化 ......................................... 11
ランダム化比較試験 ............................. 11

**り**
利益相反 .......................................... 116
量的研究 ........................................... 10
臨床研究 .................................. 7、10、116
臨床パラメータ .................................... 30
倫理委員会 ....................................... 116

# 著者紹介

## 関野　愉（せきのさとし）
日本歯科大学生命歯学部歯周病学講座・准教授

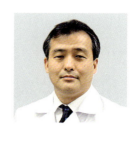

### 【略歴】
| | |
|---|---|
| 1991年 | 日本歯科大学新潟歯学部卒業 |
| 1996年 | 奥羽大学歯学部歯周病学大学院修了、博士号取得 |
| 1996年 | 奥羽大学歯学部歯科保存学第一講座助手 |
| 1999年 | スウェーデン・イエテボリ大学歯周病学講座留学 |
| 2003年 | アメリカ・フォーサイス歯科研究所留学 |
| 2005年 | イエテボリ大学大学院修了、博士号取得 |
| 2006年 | 東北大学歯学部予防歯科大学院研究生 |
| 2006年 | 日本歯科大学生命歯学部歯周病学講座・講師 |
| 2011年 | 日本歯科大学生命歯学部歯周病学講座・准教授 |

### 【所属学会など】
日本歯周病学会（専門医・指導医）

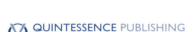

あなたは論文の結果を鵜呑みにしていませんか？
歯科衛生士のための臨床歯周病学のエビデンス活用BOOK

2017年3月10日　第1版第1刷発行

著　　者　関野　愉

発 行 人　北峯康充

発 行 所　クインテッセンス出版株式会社
　　　　　東京都文京区本郷3丁目2番6号　〒113-0033
　　　　　クイントハウスビル　電話(03)5842-2270(代表)
　　　　　　　　　　　　　　　(03)5842-2272(営業部)
　　　　　　　　　　　　　　　(03)5842-2278(歯科衛生士編集部)
　　　　　web page address　http://www.quint-j.co.jp/

印刷・製本　サン美術印刷株式会社

©2017　クインテッセンス出版株式会社　　　　　　　禁無断転載・複写
Printed in Japan　　　　　　　　　　　　　　　　落丁本・乱丁本はお取り替えします
ISBN978-4-7812-0545-8 C3047　　　　　　　　　　定価はカバーに表示してあります

臨床でありがちな迷信に、あなたは振り回されていないか？

# 歯周病学の迷信と真実

その論文の解釈は正しいか？

著　関野　愉
　　小牧令二

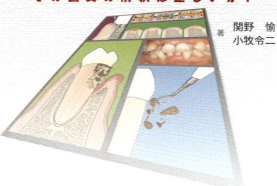

● サイズ：A4判　●152ページ　●定価　本体5,600円（税別）

QUINTESSENCE PUBLISHING 日本

クインテッセンス出版株式会社

〒113-0033　東京都文京区本郷3丁目2番6号　クイントハウスビル